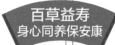
百草益寿
身心同养保安康

U0201092

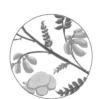

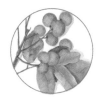

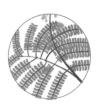

祛百病

中医百草良方

解保志◎主编

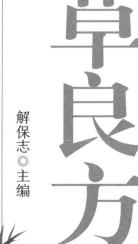

华龄出版社
HUALING PRESS

责任编辑：梅　剑
责任印制：李未圻

图书在版编目（CIP）数据

中医百草良方 / 解保志主编 . -- 北京:华龄出版
社, 2021. 4
　ISBN 978-7-5169-1895-1

　Ⅰ. ①中… Ⅱ. ①解… Ⅲ. ①验方－汇编 Ⅳ.
① R289. 5

中国版本图书馆 CIP 数据核字(2021)第 007344 号

书　　　名：中医百草良方
作　　　者：解保志　主编

出版发行：华龄出版社
地　　　址：北京市东城区安定门外大街甲 57 号　　邮　　　编：100011
电　　　话：010-58122255　　　　　　　　　　传　　　真：010-84049572
网　　　址：http://www.hualingpress.com

印　　　刷：天津泰宇印务有限公司
版　　　次：2022 年 1 月第 1 版　　　2022 年 1 月第 1 次印刷
开　　　本：710mm×1000mm　　1/16　　　　　　印　　　张：20
字　　　数：338 千字
定　　　价：58. 00 元

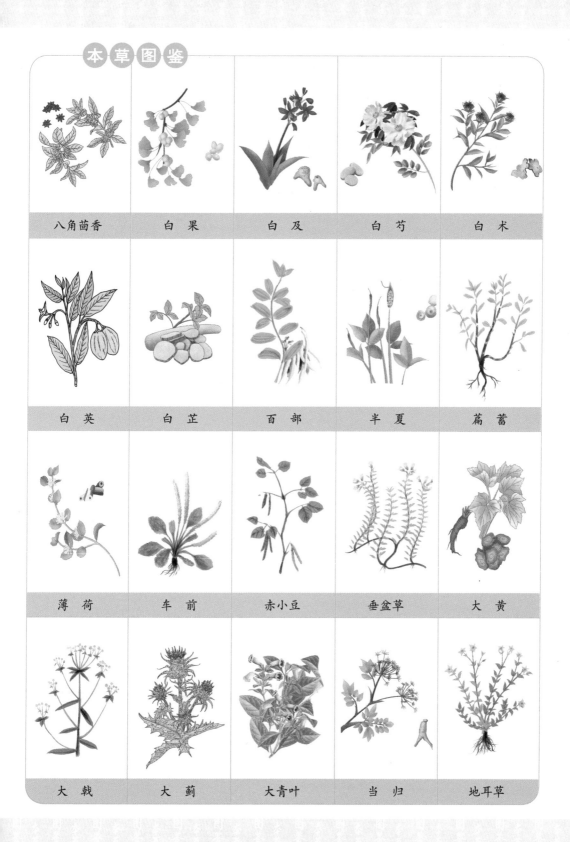

八角茴香	白 果	白 及	白 芍	白 术
白 英	白 芷	百 部	半 夏	萹 蓄
薄 荷	车 前	赤小豆	垂盆草	大 黄
大 戟	大 蓟	大青叶	当 归	地耳草

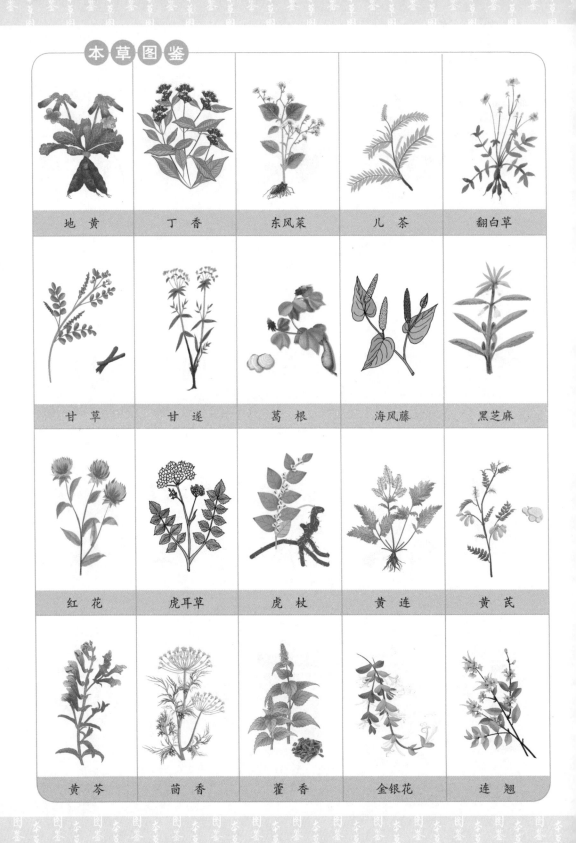

地 黄	丁 香	东风菜	儿 茶	翻白草
甘 草	甘 遂	葛 根	海风藤	黑芝麻
红 花	虎耳草	虎 杖	黄 连	黄 芪
黄 芩	茴 香	藿 香	金银花	连 翘

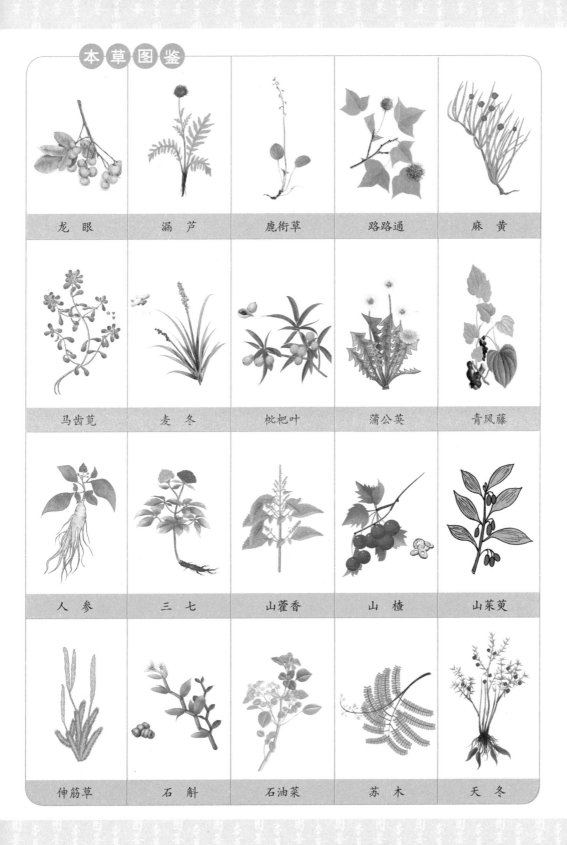

龙 眼	漏 芦	鹿衔草	路路通	麻 黄
马齿苋	麦 冬	枇杷叶	蒲公英	青风藤
人 参	三 七	山藿香	山 楂	山茱萸
伸筋草	石 斛	石油菜	苏 木	天 冬

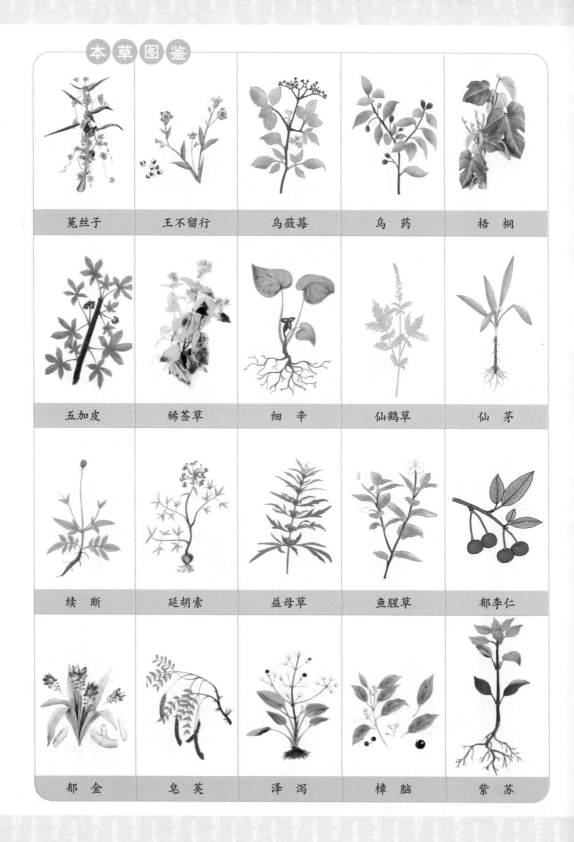

菟丝子	王不留行	乌蔹莓	乌药	梧桐
五加皮	豨莶草	细辛	仙鹤草	仙茅
续断	延胡索	益母草	鱼腥草	郁李仁
郁金	皂荚	泽泻	樟脑	紫苏

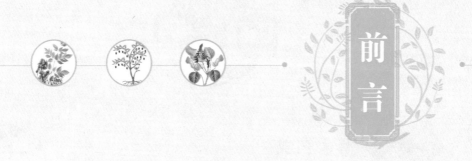

前言

中草药是中国人几千年来同疾病做斗争的宝贵遗产。从最早的"神农尝百草"，到"药王"孙思邈的呕心力作《千金方》，再到明朝李时珍的"中国第一药典"《本草纲目》……时至今日，中草药的应用在我国已有几千年的历史。

以草入药，是最古老的治病方式，千万不要小觑植物的作用。其实，很多植物都有着我们意想不到的药用价值。我们常见的蒲公英、牵牛花、菊花、玫瑰、薄荷、夏枯草、益母草、紫苏、龙胆草、鸡血藤、人参等植物，它们的根、茎、叶、果，甚至种子皆可入药，在祛病养生方面卓有效果。

当今，人们对中草药和传统疗法的认知不断增强。中药虽苦，但善治本，尤其是在治疗慢性疾病方面，更有独到之处。并且，中药因其具有纯天然、副作用小等特点，所以特别符合现代人崇尚自然、注重养生的追求。

为了使中草药更好地为大众的健康服务，本书《中医百草良方》精心选取了临床常用的中草药，每种草药都分别从其形态特征、生境分布、实用良方等几个方面予以详细的介绍。此外，本书还精选了上百幅精美的手绘草药图，并针对一些常见的中药材作了特别讲解，详细说明了植物的根、茎、叶、花、种子等部位的功效，以便读者能全面地了解中草药的价值，传承中草药的医学应用，将中医药学发扬光大。需要说明的是，书中所列药名由于年代久远，各地品种繁杂，有同药异名或异名同药和药名不一的现象，使用时请核对。另外，使用本书方药时一定要因人而异，临床仍须辨证施治，务必遵医嘱应用。

鉴于编者学识浅薄，时间仓促，不足或错谬之处，希望广大读者提出批评意见，以便再版时加以改正。

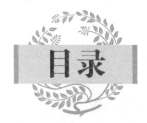

目录

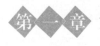 解表药类

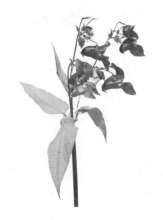

 清热药类

中医百草良方

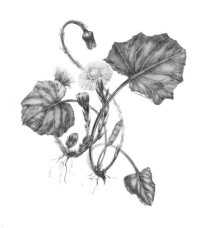

二　清热燥湿

三　清热解毒

四　清热凉血

五　凉血除蒸

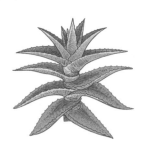

目录

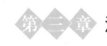

第三章 泻下药类

第四章 化痰止咳平喘药类

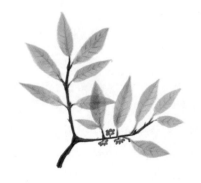

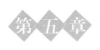

第五章 消食理气药类

第六章 补益药类

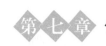 第七章 化湿祛寒药类

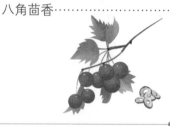

 第八章 祛风湿药类

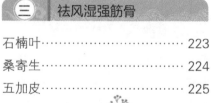

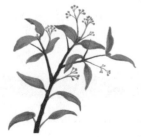

中医百草良方

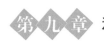

第九章 利水渗湿药类

第十章 止血药类

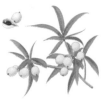

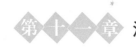

第十一章 活血化瘀药类

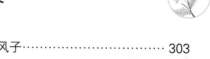
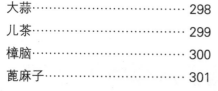 # 第十二章 解毒杀虫止痒药类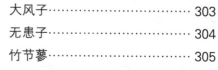

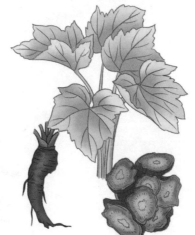

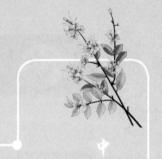

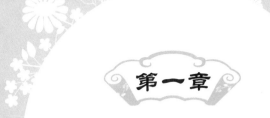

第一章

解表药类

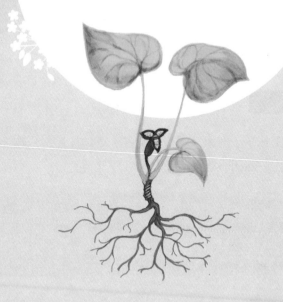

白芷

别名 白茝、符蓠、泽芬、川白芷

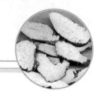

 植物形态 ····

　　白芷为伞形科植物兴安白芷、川白芷、禹白芷、杭白芷或滇白芷的根。兴安白芷的根呈圆柱形或圆锥形，有分枝，表面呈黄褐色。茎中空，有纵长沟纹，基部粗大，无毛，通常呈紫色。叶呈羽状分裂，先端急尖，边缘有不规则的锯齿。花白色，排成复伞形花序，生长于枝顶或侧生。果实长圆形或卵圆形，近海绵质，侧棱翅状。

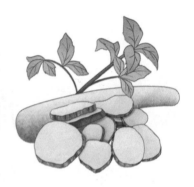

生境分布 ····

　　白芷多生长于林下、河岸、溪旁、山谷、草地等处，分布于山西、河南、河北、湖南、湖北、四川、云南以及东北、华北等地。

性味	性温，味辛。
功效	发表散寒，通窍止痛，消肿排脓，燥湿止带。用于治疗感冒风寒，头痛鼻塞，妇女赤白带下等症。
使用禁忌	阴虚血热者、孕妇以及婴幼儿忌服。

实用良方 ····

方一

　　配方：白芷100克。

用法：将药研为细末，炼蜜丸如弹子大。每次嚼服 1 丸，以清茶化下，每日 2 次。

主治：头痛，眩晕。

 方 二

配方：白芷、薰本各 10 克，川芎 5 克，细辛 3 克。

用法：水煎服，每日 1 剂，每日 1 次。

主治：头痛，偏头痛。

方 三

配方：白芷 100 克。

用法：研细粉，制成水丸，每服 6 克。

主治：感冒，头痛。

细辛 别名 小辛、细草、少辛

植物形态 ....

　　细辛为马兜铃科植物，全草可入药。根状茎横走，有环形节，根状茎上生有多数细长的根，灰黄色。叶从根茎长出，无毛；叶片呈卵状心形或近肾形，先端急尖或钝，叶基部呈心形，叶背有较密的短毛。花呈紫棕色或紫绿色。果实为半球形，内有多粒种子。

生境分布 ....

　　细辛多生长于林下坡地及山沟阴湿处，东北三省主产，陕西、甘肃也有分布。

性味	性温，味辛。
功效	散寒解表，止痛通窍，祛痰止咳。用于治疗风寒感冒，头痛鼻塞，风湿痹痛，痰饮咳嗽等症。
使用禁忌	气虚多汗、血虚头痛、阴虚咳嗽者忌服。

实用良方 ....

方 一

配方：海螵蛸 8 克，炙麻黄 6 克，细辛 1 克。

用法：共研细末，早、中、晚各服 1 次。

主治：小儿哮喘。

配方：茯苓 10 克，细辛、甘草各 3 克，干姜 8 克，五味子 5 克。

用法：水煎服，每日 1 剂，每日 1 次。

主治：咳喘痰多。

配方：细辛、干姜各 3 克，五味子、麻黄各 5 克，紫苏子、茯苓各 10 克。

用法：水煎服，每日 1 剂，每日 1 次。

主治：肺寒咳嗽，痰喘。

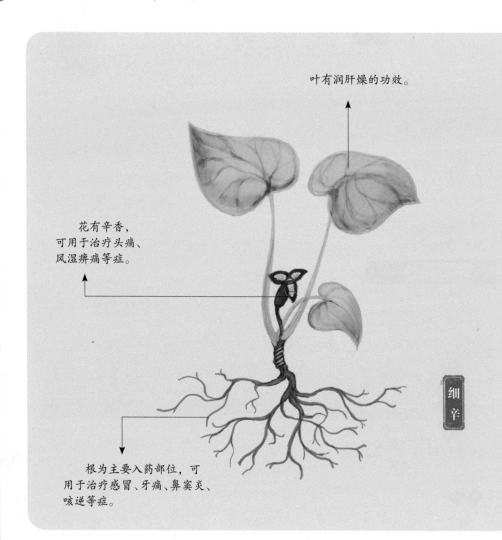

叶有润肝燥的功效。

花有辛香，
可用于治疗头痛、
风湿痹痛等症。

根为主要入药部位，可
用于治疗感冒、牙痛、鼻窦炎、
咳逆等症。

细辛

荆芥

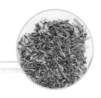

别名 假苏、鼠蓂、姜芥、荆芥穗

植物形态

荆芥是唇形科植物，地上部分晒干后可入药。荆芥的茎直立，呈四棱形，基部稍带紫色，上部多分枝，全株有短柔毛。叶对生，有柄，羽状深裂，线形或披针形，全缘，两面均被柔毛，下面具凹陷腺点。开淡红色唇形花，穗状轮伞花序，芳香如樟味。小坚果呈卵形或椭圆形，棕色。

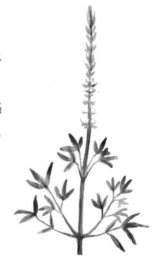

生境分布

荆芥多生长于温暖湿润的地方，亦有人工栽培。全国大部分地区均有分布。

性味	性温，味辛。
功效	祛风解表，利咽透疹，止血。用于治疗感冒，流感，急慢性咽喉炎，结膜炎，荨麻疹，过敏性皮炎等症。
使用禁忌	表虚自汗、阴虚头痛者忌服。

实用良方

方一

配方： 荆芥适量。

用法： 将药放入用清洁棉布制成的长方形小袋中，加固后放于患儿前胸6小时。1周岁以内者用量为5~10克，1周岁以上者酌增。

主治： 小儿感冒。

方二

配方： 荆芥、防风、藁本各10克，黄芩、甘草各5克。

用法： 水煎服，每日1剂，每日1次。

主治： 感冒风寒，头痛发热。

紫苏 别名 白苏

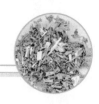

植物形态

紫苏为唇形科植物,带枝嫩叶可入药。茎直立,四棱形,多分裂,四面有槽。叶对生,有长柄,叶片卵圆形,微皱,边缘有粗锯齿,两面紫色或上面绿色,下面紫色;两面疏生柔毛,下面有细油点。茎叶有芳香。夏秋开花,总状花序顶生和腋生,花红色或淡红色。坚果小,倒卵形,有网状皱纹。

生境分布

紫苏多生长于山坡路旁、庭院,亦有栽培,分布于我国长江流域至南部各地。

性味	性温,味辛。
功效	发表散寒,行气宽中,理气安胎,解鱼蟹毒。用于治疗咳嗽痰喘,恶心呕吐,风寒感冒,头痛,胸腹胀满等症。
使用禁忌	气虚、阴虚者忌服。脾胃虚寒者不宜长期服用。

实用良方

配方:紫苏叶10克,生姜5克。

用法:水煎服。

主治:风寒感冒。

配方:紫苏叶、香附子各10克,陈皮6克,麻黄5克,生姜2片。

用法:水煎服。

主治:外感风寒。

配方:紫苏叶6克。

用法:泡茶喝。

主治:预防感冒。

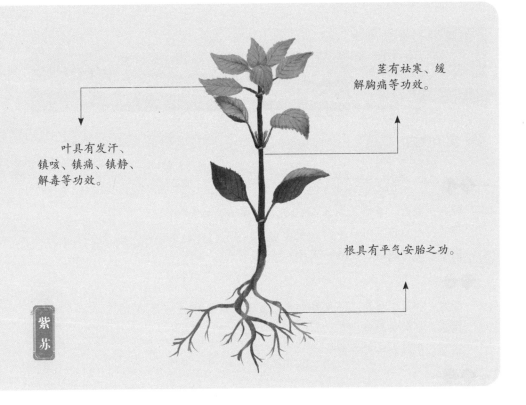

茎有祛寒、缓解胸痛等功效。

叶具有发汗、镇咳、镇痛、镇静、解毒等功效。

根具有平气安胎之功。

紫苏

香薷 别名 香菜、香茸

植物形态

　　香薷为唇形科植物，晒干后的干燥地上部分可入药。茎棕红色，四棱形，具凹沟。叶对生，广披针形至披针形，边缘具疏锯齿，偶近全缘，密被白色长柔毛。轮伞花序密聚呈穗状，顶生兼腋生；萼钟状，5裂；花冠呈唇形，淡紫红色。小坚果近卵圆形，棕色。全体具芳香。

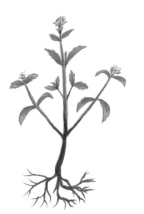

生境分布

　　香薷多生长于山坡、荒地、路旁，除新疆、青海外，中国各地均有分布。

性味	性微温，味辛。
功效	发汗解表，化湿和中，利水消肿。用于治疗暑湿感冒，恶寒发热，腹痛吐泻等症。
使用禁忌	表虚者忌服。

 实用良方 ....

 方 一

配方：香薷、藿香、扁豆各10克，甘草6克。

用法：水煎服，每日1剂，每日1次。

主治：夏季中暑，发热，无汗，吐泻。

方 二

配方：香薷、薄荷、陈皮各6克，金银花藤叶12克，葱白10克。

用法：水煎当茶饮。

主治：预防和治疗感冒。

方 三

配方：香薷、藿香各10克，生姜3克。

用法：水煎服，每日1剂，每日1次。

主治：夏日受凉，无汗，头身胀痛。

 羌活 别名 羌青、护羌使者

 植物形态 ....

羌活为伞形科植物羌活、宽叶羌活等的干燥根茎及根。羌活的根茎及根呈长圆柱形或不规则的块状，有香气。茎直立，表面淡紫色，有纵沟纹，中空。叶片较薄，表面深绿色，背面淡绿色，无毛；复伞形花序顶生或腋生，花瓣白色，倒卵形。双悬果卵圆形，平滑无毛，背棱及中棱有翅，侧棱无翅，果实成熟时裂开成两分果，悬挂在两果柱的顶端。

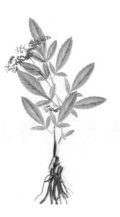

中医百草良方

生境分布

　　羌活多生长于高山灌木林或上坡草丛中，分布于青海、陕西、四川、云南、甘肃和西藏等地。

性味	性温，味辛、苦。
功效	解表散寒，祛风湿，止痛。用于治疗外感风寒，头痛无汗等症。
使用禁忌	血虚痹痛者忌服。

 实用良方

◆—方 一—

　　配方：川芎、桂枝、羌活各 10 克，威灵仙 15 克。

　　用法：水煎服，每日 1 剂，每日 1 次。

　　主治：风湿性关节疼痛。

◆—方 二—

　　配方：羌活、独活、防风各 3 克。

　　用法：水煎服，每日 1 剂，每日 1 次。

　　主治：头痛。

 防风 **别名** 屏风、铜芸、茴草、百枝

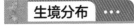 **植物形态**

　　防风为伞形科植物，以根入药。防风的根粗壮，细长圆柱形或圆锥形，表面淡黄棕色，根头处有纤维状叶残基和明显密集的环纹。茎单生，无毛，有扁长的叶柄，基部有宽叶鞘。叶互生，两面均无毛；茎生叶与基生叶相似，但较小。花白色，复伞形花序，雄蕊 5 枚。果实狭圆形或椭圆形，嫩时有疣状突起，成熟时渐平滑。

生境分布

　　防风多生长于丘陵地带山坡草丛中，或田边，路旁，高山中、下部，分

布于东北、内蒙古、河北、山东、河南、陕西、山西、湖南等地。

性味	性温，味辛、甘。
功效	祛风解表、祛湿止痛、祛风止痉。用于治疗伤风感冒，风湿性关节炎，荨麻疹，破伤风等症。
使用禁忌	阴血亏虚者、阴虚盗汗者、阳虚自汗者、热病动风者、血虚痉急者忌服。

 实用良方 ···

方一

配方：荆芥、防风、白芷各9克，羌活、甘草各3克，生姜3片，葱白1段。

用法：水煎服，每日1剂，每日1次。

主治：风寒感冒，头身疼痛。

方二

配方：防风12克，桔梗6克，生地黄、牡丹皮、大黄各5克，柴胡、当归、枳壳各3克，细辛2.5克，黄芩1.5克。

用法：水煎含漱口。

主治：牙疼。

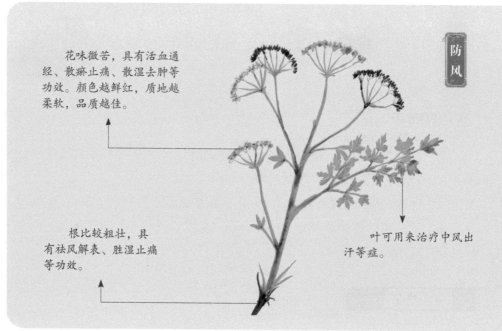

花味微苦，具有活血通经、散瘀止痛、散湿去肿等功效。颜色越鲜红，质地越柔软，品质越佳。

根比较粗壮，具有祛风解表、胜湿止痛等功效。

叶可用来治疗中风出汗等症。

防风

麻黄

植物形态

麻黄为麻黄科植物草麻黄、中麻黄等的干燥草质茎。草麻黄为小灌木，根茎常卧于地。小枝圆形，对生或轮生，干后截面髓部呈棕红色。叶对生，叶片退化成膜质鞘状，下部合生。上部2裂，裂片三角形。5～6月开花，雄球花多呈复穗状。8～9月种子成熟，肉质红色，卵圆形或半圆形。

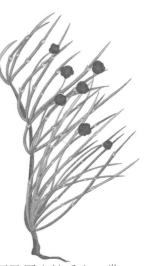

生境分布

草麻黄多生长于山坡、平地、河床、干燥荒地、草原及固定沙丘上，常成片生长，分布于辽宁、吉林、内蒙古、宁夏、山西、河北、河南等地。

性味	性温，味辛、微苦。
功效	解表祛风，宣肺平喘，利水消肿，止痉。可用于治疗风寒感冒，胸闷喘咳，风水浮肿，破伤风等症。
使用禁忌	体虚自汗、盗汗、虚喘及阴虚阳亢者忌服。

实用良方

方一

配方：麻黄、贝母、甘草各6克，杏仁10克，钟乳石12克。

用法：水煎服，每日1剂，每日1次。

主治：肺痨咳嗽。

方二

配方：麻黄9克，杏仁12克，甘草3克，生姜6克。

用法：水煎服，每日1剂，每日1次。

主治：感冒风寒，鼻塞声重，语音不出。

方三

配方：麻黄、生姜各 3 克，牛蒡子、防风、荆芥各 10 克，甘草 6 克。

用法：水煎服，每日 1 剂，每日 1 次。

主治：感冒风寒，头痛鼻塞。

苍耳子

别名 苍耳、菓耳实、地葵、常思

植物形态 ····

苍耳子为菊科植物，全草可入药，其中，带总苞的果实为主要入药部位。根纺锤状，茎直立，下部圆柱形，上部有纵沟。叶互生，有长柄，叶片三角状卵形或心形。头状花序近于无柄，聚生，单性同株；雄花序球形，总苞片，总苞片小，一列，密生柔毛，花托柱状，托片倒披针形，小花管状，先端 5 齿裂，雄蕊 5 枚，花药长圆状线形；雌花序卵形。果绿色、淡黄色或红褐色，倒卵形，瘦果内含 1 颗种子。

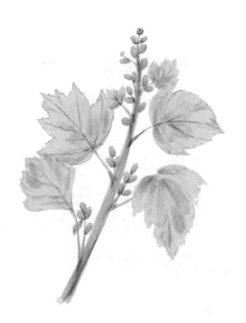

生境分布 ····

苍耳子多生长于干旱山坡、荒地荒野、干涸河床、路旁和田边，分布于黑龙江、辽宁、吉林、内蒙古、河北等地。

性味	性温，味辛、苦。有毒。
功效	散风除湿，通鼻窍，止痒。用于治疗过敏性鼻炎，风湿痹痛等症。
使用禁忌	血虚引起的头痛及身痛者忌服。其他人群亦不可过量使用。

中医百草良方

实用良方

方一

配方：炒苍耳子、薄荷叶各5克，香白芷9克，辛夷6克。

用法：每服6克，饭后调服。

主治：鼻渊头痛，流浊涕，不辨香臭。

方二

配方：苍耳子9克，辛夷、防风各6克，黄芪20克，白术10克，炙甘草5克。

用法：水煎服，每日1剂，每日1次。

主治：过敏性鼻炎。

方三

配方：羌活、独活、苍耳子、威灵仙、防风、桂枝各10克。

用法：水煎服，每日1剂，每日1次。

主治：风湿痹痛。

鹅不食草 石胡荽

 植物形态

鹅不食草为菊科植物，全草可入药。茎基部多分枝，铺地生长，有蛛丝状微毛或无毛。叶互生，单叶；叶片小，楔状倒披针形或匙形，先端钝，基部楔形，边缘有3～5个锯齿，无毛或叶背有蛛丝状微毛，无叶柄。淡黄绿色或淡紫红色，花序扁球形，单个花序生于叶腋，花序梗极短或无，全部为管状花。果实小，四棱形，棱上有长毛。

 生境分布

鹅不食草多生长于湿润的田野、园边、草地、路旁、荒地、阴湿的屋边、沟边，分布于东北、华北、华中、华东、华南、西南等地。

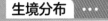

性味	性温，味辛。
功效	祛风，化痰，止咳，消疳，通鼻窍。用于治疗感冒，跌打损伤，鼻炎，疟疾，头痛等症。
使用禁忌	脾胃虚弱者忌服。其他人群也不宜过量使用。

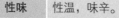 **实用良方**

方一

配方：鹅不食草 35 克。

用法：加开水 200 毫升浸泡 2 小时，文火煎沸后 10 分钟离火待冷，挤出药汁滴鼻，每次 2 滴。

主治：预防流行性感冒。

方二

配方：鹅不食草 15 克。

用法：水煎，加冰糖或蜜糖适量调服。

主治：百日咳。

方三

配方：鹅不食草 10 克，野菊花 15 克。

用法：水煎服，白糖为引。

主治：目赤肿痛。

全草具有发散风寒、通鼻窍、止咳、解毒的功效。可用于治疗风寒感冒、鼻塞不通、寒痰咳喘、疮痈肿毒。

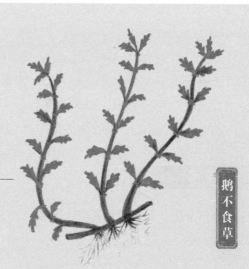

鹅不食草

二 发散风热

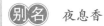
薄荷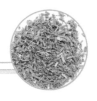

别名 夜息香

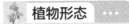
植物形态

　　薄荷为唇形科植物，干燥地上部分可入药。薄荷的茎呈方形，被逆生的长柔毛及腺点。单叶对生，长圆形或长圆状披针形，边缘具尖锯齿，两面有疏短毛，下面并有腺鳞。花小，淡红紫色。小坚果长圆形，褐色。有清凉的香气。

生境分布

　　薄荷喜温暖湿润的环境，多生长于河旁、山野湿地，分布于江苏、浙江、湖南等全国大部分地区。

性味	性凉，味辛。
功效	疏散风热，清利头目，利咽透疹，疏肝解郁。用于治疗眼弦赤烂，感冒咳嗽等症。
使用禁忌	血虚眩晕、阴虚发热者忌服。孕妇忌过量食用。

实用良方

——方一——

　　配方：薄荷、黑栀子、桔梗各10克，连翘12克，甘草5克。

　　用法：水煎服，每日1剂，每日1次。

　　主治：外感风热，发热头痛，咽痛咳嗽。

——方二——

　　配方：薄荷、淡竹叶各5克，紫苏、桑叶各10克，金银花15克。

　　用法：水煎服，每日1剂，每日1次。

主治： 感冒，咳嗽，发热。

 方 三

配方： 薄荷、生姜各 10 克。

用法： 用姜汁将薄荷浸泡 1 晚，晒干，研成末，每次用 3 克，沸水泡，待温洗眼。

主治： 眼弦赤烂。

薄荷

薄荷叶泡茶，有清心明目的功效。

花有消炎杀菌的功效。此外，其独特气味可用来驱蚊。

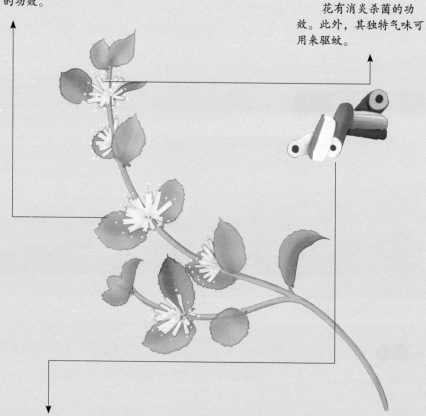

根有发汗解热、疏肝解郁等功效。

牛蒡子

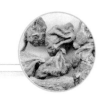

别名 大力子、鼠粘子、恶实

植物形态

牛蒡子为菊科植物，成熟果实可入药。牛蒡子的主根肥大肉质。根生叶丛生，阔心脏卵形；茎上部的叶逐步变小，叶片表面有纵沟，反面密生灰白色短茸毛，边缘稍带波状或齿牙状。头状花紫色，苞片披针形或线形，成为钩刺的圆球。瘦果长圆形，稍弯曲，略呈三棱形，灰褐色。

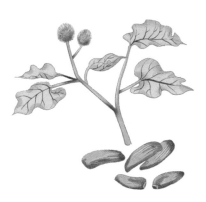

生境分布

牛蒡子喜温暖湿润的环境，多生长于山坡、灌木丛、山谷、河边湿地、荒地或路旁，分布于黑龙江、辽宁、河北、山东、山西、安徽、江苏、浙江、广西等地。

性味	性寒，味辛、苦。
功效	疏散风热，宣肺透疹，清利咽喉，解毒消肿。用于治疗咽喉肿痛，风热咳嗽等症。
使用禁忌	气虚便溏者、痈疽已溃者、泄泻者忌服。

实用良方

配方：牛蒡子、酒大黄、防风各 10 克，荆芥 6 克，薄荷 5 克，甘草 4 克。

用法：水煎服，每日 1 剂，每日 1 次。

主治：咽喉肿痛。

配方：牛蒡子 12 克，桑叶、连钱草各 15 克。

用法：水煎服，每日 1 剂，每日 1 次。

主治：风热咳嗽。

第一章 解表药类

方 三

配方：牛蒡子6克，芫荽、金银花各5克，蝉衣2克。

用法：水煎，分2次服。

主治：麻疹出疹不透。

蔓荆子

别名 万荆子、蔓荆实、蔓青子

植物形态

蔓荆子为马鞭草科植物单叶蔓荆或蔓荆的果实。蔓荆子为圆球形，基本呈黑色，有些呈灰黑色或棕褐色，被灰白色粉霜，有细纵沟4条。下部有薄膜状宿萼及短果柄，宿萼包被果实的 1/3 ~ 2/3，先端5齿裂，常在一侧撕裂成两瓣，灰白色，密生细茸毛。

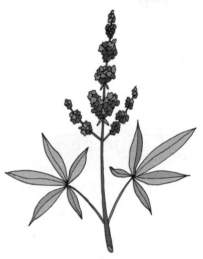

生境分布

蔓荆喜温暖湿润、疏松肥沃的砂质土壤，多生长于海边、河湖沙滩上，分布于山东、江西、浙江、福建、广东、广西等地。

性味	性微寒，味苦、辛。
功效	疏散风热，清利头目。用于治疗血管性头痛，偏头痛等症。
使用禁忌	血虚有火之头痛目眩者、胃虚者忌服。

实用良方

方 一

配方：蔓荆子、菊花、钩藤、川芎各15克，薄荷、甘草各6克，白芷8克，细辛5克。

用法：水煎服，每日1剂。

主治：血管性头痛。

配方：川芎、白芷、天麻、菊花、丹参、当归、茯苓、白芍、蔓荆子各 12 克，红花、生地各 10 克，桃仁 6 克。

用法：水煎服，每日 1 剂，每日 1 次。

主治：偏头痛。

葛根

 生葛、干葛、鸡齐根、鹿藿、黄斤

植物形态

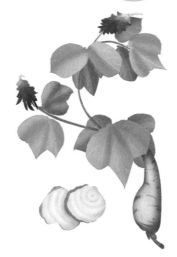

葛根为豆科植物野葛、甘葛藤的干燥根。野葛的块根呈圆柱形，肥厚，外皮灰黄色，内部粉质，纤维性很强。植株全体密生棕色粗毛。叶互生，柄长，叶片菱状圆形。秋季开花，花密，小苞片卵形或披针形；花冠蝶形，紫红色。荚果条形，扁平，密生黄色长硬毛。

生境分布

野葛多生长于山坡草丛较阴湿处，分布于全国大部分地区（西藏、新疆除外）。

性味	性凉，味甘、辛。
功效	解表退热，生津，透疹，升阳止泻。用于治疗外感发热头痛，高血压，颈项强痛，糖尿病，热疹，泄泻等症。
使用禁忌	脾胃虚寒者忌服。

实用良方

配方：葛根 10 克，麻黄、桂枝、生姜、白芍各 5 克，大枣 10 枚。

用法：水煎服。

主治：外感风寒，恶寒发热、无汗，项背强痛。

配方：葛根 15 克，黄芩、黄连各 10 克，炙甘草 3 克。

用法：水煎服，每日 1 剂，每日 1 次。

主治：湿热泻痢，热重于湿。

配方：葛根 12 克。

用法：水煎，分 2 次口服，每日 1 剂。3 周为 1 个疗程。

主治：高血压。

柴胡

别名 芘胡、地薰、山菜、芸蒿

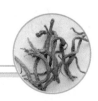

植物形态

柴胡为伞形科植物柴胡、狭叶柴胡的干燥根。柴胡的主根粗壮，长圆锥形或圆柱形，呈黑褐色或棕褐色，质坚硬。茎直立，单生或丛生，实心，表面有细纵棱，单叶互生；叶片倒披针形或条状宽披针形，顶端渐尖，有短芒尖头，基部收缩成叶鞘抱茎，叶边缘全缘，有纵向平行叶脉 7~9 条，叶面绿色，叶背淡绿色，常有白霜；无叶柄；茎顶部叶较小。花鲜黄色，双悬果，长圆形或长圆形卵状，有果棱。

生境分布

柴胡多生长于干燥的荒山坡、田野、路旁，分布于山东、浙江、湖北、四川、山西、西藏、吉林、辽宁、河南等地。

性味	性微寒，味苦。
功效	和解表里，疏肝解郁，升举阳气。用于治疗感冒，寒热阵发等症。
使用禁忌	真阴亏损、肝阳上升者忌服。

实用良方 • • •

 方一

配方： 柴胡 10 克，黄芩、人参、半夏、炙甘草各 8 克，生姜 5 克，大枣 10 枚。

用法： 水煎服，每日 1 剂，每日 1 次。

主治： 寒热往来，胸胁苦满，口苦咽干。

方二

配方： 柴胡 6 克，黄芩、姜制半夏各 10 克。

用法： 水煎服，每日 1 剂，每日 1 次。

主治： 感冒，寒热阵发，呕吐，疟疾。

方三

配方： 柴胡、当归、白芍、郁金、栀子各 10 克，板蓝根、夏枯草各 15 克，枳壳 8 克。

用法： 水煎服，每日 1 剂，每日 1 次。

主治： 无黄疸型肝炎（气滞型）。

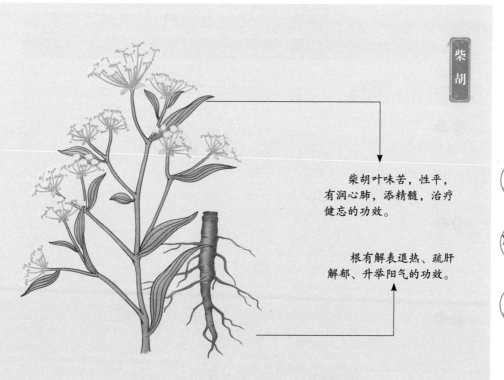

柴胡

柴胡叶味苦，性平，有润心肺，添精髓，治疗健忘的功效。

根有解表退热、疏肝解郁、升举阳气的功效。

木贼 别名 节骨草、木贼草、笔头草

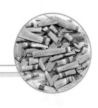

植物形态

　　木贼为木贼科植物，干燥地上部分可入药。木贼的根状茎粗短，黑褐色。横生地下，节上长出密集轮生的黑褐色根。地上茎单一或仅于基部分枝，中空，有节，有棱沟 20～30 条，甚粗糙。叶退化成鞘筒状，包于节间。孢子囊穗顶生，紧密，长圆形，先端尖头，无柄，孢子具弹丝。体轻，质脆，易折断，断面中空，周边有多数圆形的小空腔。

生境分布

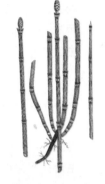

　　木贼喜湿润土壤，多生长于山坡林下阴湿处或河岸、溪边等处，广泛分布于全国大部分地区。

性味	性平，味甘、苦。
功效	散风热，退目翳，止血。用于治疗外感风寒湿邪，无汗身痛等症。
使用禁忌	气血虚弱者及暑热伤血、目赤肿痛者忌服。

实用良方

　　配方：去节木贼 30 克，生姜 15 克，苏叶 10 克，陈皮 6 克。

　　用法：水煎服，每日 1 剂，每日 1 次。

　　主治：外感风寒湿邪，无汗身痛。

　　配方：木贼、桑叶、菊花、黄芩、蒲公英各 10 克。

　　用法：水煎服，每日 1 剂，每日 1 次。

　　主治：急性结膜炎。

　　配方：木贼、车前草各 12 克，九里明 10 克。

　　用法：水煎服，每日 1 剂，每日 1 次。

　　主治：目赤肿痛流泪。

中医百草良方

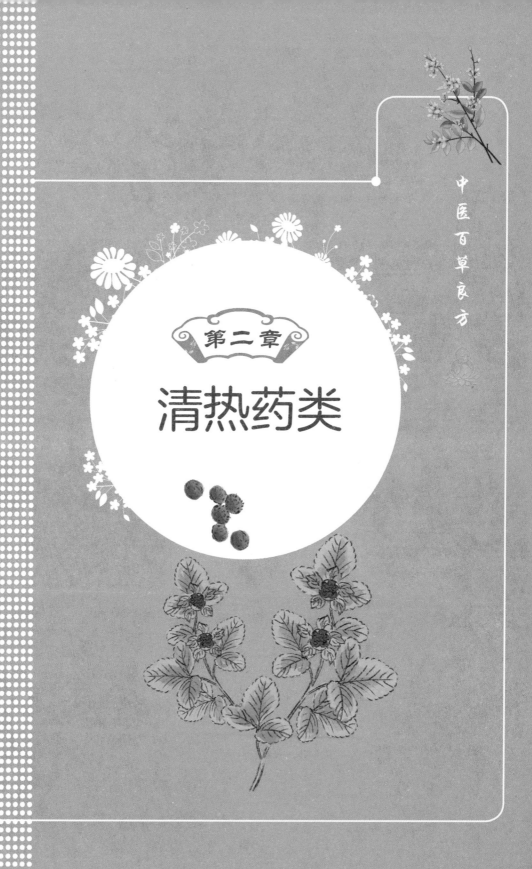

第二章

清热药类

一 清热泻火

密蒙花

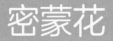

别名 蒙花

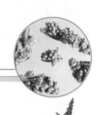

植物形态

密蒙花为马钱科植物，全草可入药。小枝为灰褐色，略呈四棱形，密被灰白色茸毛。叶对生，呈椭圆形至线状披针形，先端渐尖，基部楔形，有锯齿，表面被有细星状毛，叶脉凹陷，下面密被灰白色至黄色星状茸毛，叶脉隆起；托叶在两叶柄基部萎缩成一横线。圆锥花序顶生，有灰白色柔毛，蒴果基部具宿存的花萼和花瓣。种子多数，细小，多扁平。

生境分布

密蒙花多生长于向阳山坡、河边、灌木丛或林缘等处，分布于山西、陕西、甘肃、安徽、江苏、福建、河南、湖北、湖南、广东、广西、四川、贵州、云南、西藏等地。

性味	性微寒，味甘。
功效	祛风清热，养肝明目，退翳。用于治疗两眼昏暗，睑生风粟，隐涩难开等症。
使用禁忌	阳虚内寒者忌服。

实用良方

配方：密蒙花、石决明、木贼、炒蒺藜、羌活、菊花等适量。

用法：共研为细末，每次3克，每日2次。

主治：急性结膜炎，眼睑炎。

中医百草良方

配方：密蒙花、石决明、木贼、杜蒺藜、羌活、菊花各10克。

用法：共研末，每次5克，腊茶清调下，每日2次。

主治：两眼昏暗，睑生风粟，隐涩难开。

芦根

别名 苇根、芦头、芦柴根

植物形态

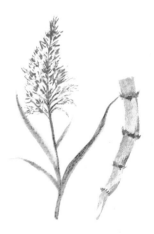

芦根是禾本科植物芦苇的根茎。芦苇的根茎粗壮，匍匐。茎直立，中空，节上常有白粉。叶二裂式互生，具抱茎的叶鞘；叶片广披针形，先端尖，基部钝圆，平行脉。圆锥花序顶生，紫色或淡黄色，毛帚状，微向下垂；小穗线状披针形，开小花。颖果长圆形。

生境分布

芦苇多生长于河岸、沼泽、溪边及灌溉沟渠旁，全国各地均有分布。

性味	性寒，味甘。
功效	清热生津，除烦止呕，利尿通淋，解毒透疹。用于治疗胃热呕吐，肺热咳嗽，痰多黄稠等症。
使用禁忌	脾胃虚寒者忌服。

实用良方

配方：芦根15克，竹茹、葛根各10克，生姜、甘草各3克。

用法：水煎服，每日1剂，每日1次。

主治：胃热呕吐。

配方：鲜芦根40克，忍冬藤35克，淡竹叶10克。

用法：水煎服，每日 1 剂。

主治：小儿麻痹症发热期。

配方：芦根、栝楼各 10 克，半夏、黄芩各 8 克，甘草 6 克。

用法：水煎服，每日 1 剂，每日 1 次。

主治：肺热咳嗽，痰多黄稠。

知母　别名　蚳母、野蓼

植物形态

知母为百合科植物，以根茎入药。根茎匍匐，其上密被老叶枯凋后残留的基部，常分裂成纤维状，带黄褐色。叶由基部丛生，广线形，质稍硬，基部扩大呈薄膜状，包着根茎，先端尖细。花白色或紫堇色，总状花序。蒴果三角状卵圆形，黑色。

生境分布

知母抗旱抗寒能力强，可生长于荒山、荒漠等恶劣环境中，在我国各地都有分布，其中主要分布于河北。

性味	性寒，味苦、甘。
功效	清热泻火，生津止渴，滋阴退蒸。用于治疗肾虚火旺，头晕，下午手足心发热，骨蒸潮热等症。
使用禁忌	脾虚便溏者忌服。不宜用铁器煎熬或盛置。

实用良方

配方：知母 10 克，熟地黄 15 克，龟甲 12 克，黄柏 6 克。

用法：水煎服，每日 1 剂，每日 1 次。

主治：肾虚火旺，头晕，下午手足心发热。

配方：地骨皮、鳖甲各 8 克，柴胡 9 克，秦艽 4 克，知母、当归各 5 克。

用法：水煎服，每日 1 剂，每日 1 次。

主治：骨蒸潮热。

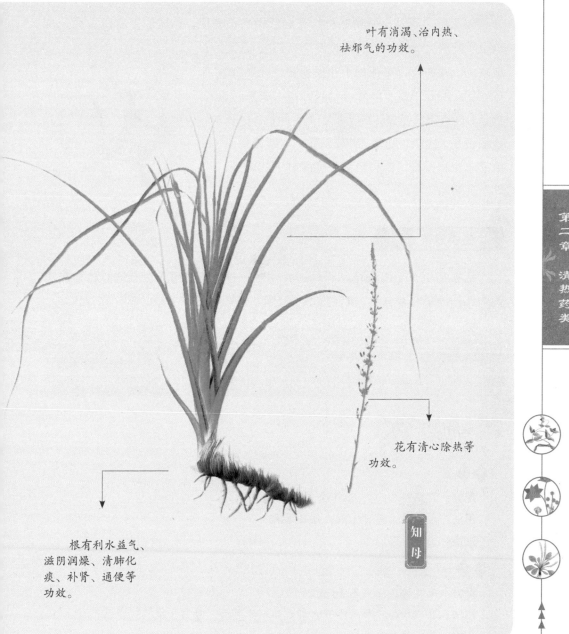

叶有消渴、治内热、祛邪气的功效。

花有清心除热等功效。

知母

根有利水益气、滋阴润燥、清肺化痰、补肾、通便等功效。

天花粉 别名 花粉、栝楼根、地楼

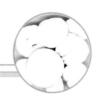

植物形态

天花粉为葫芦科植物栝楼、双边栝楼的干燥根。栝楼的茎有浅纵沟。卷须生于叶腋。叶互生，叶片近圆形，边缘有疏齿或缺刻。花白色，雄花生于花梗顶端，花瓣细裂成丝状；雌花单生于叶腋。瓠果卵形，成熟时黄褐色，内有肉质瓜瓤。种子瓜子形，卵状，棕色。块根粗长，柱状，肥厚，外皮灰黄色，断面白色，肉质。深秋挖根，刮去粗皮，切段晒干或烘干，即为天花粉。

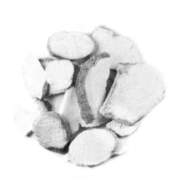

生境分布

栝楼多生长于山坡草丛、林边或阴湿山谷中，也可人工栽培。栝楼在我国大部分地区都有分布，主要分布于河南、山东、江苏、安徽、贵州、广西等地。

性味	性微寒，味甘、微苦。
功效	清热生津，润肺化痰，消肿排脓。用于治疗热病烦渴，消渴，肺热燥咳等症。
使用禁忌	脾虚泄泻者忌服。

实用良方

配方：天花粉20克，瓜子金15克。

用法：水煎服，每日1剂，每日1次。

主治：上吐下泻。

配方：天花粉、绿豆各10克。

用法：共研细粉，加入冷开水调成糊状涂患处，每日3次。

主治：流行性腮腺炎。

方 三

配方：天花粉 12 克，黛蛤散 3 克。

用法：水煎服，每日 1 剂。

主治：肠腺化生。

青葙子 别名 青葙

🌿 植物形态 ····

青葙子为苋科植物青葙的种子。青葙的茎直立，绿色或红紫色，通常分枝，叶互生。披针形或椭圆状披针形，先端渐尖，基部下延成叶柄，全缘。穗状花序顶生，初为淡红色，后变为银白色。种子扁圆形，中心微隆起，红黑色，平滑而有光泽。其顶端有一细丝状花柱，种皮薄而脆，除去后可见类白色胚乳，胚弯曲于种皮和胚乳之间。气无，味淡。

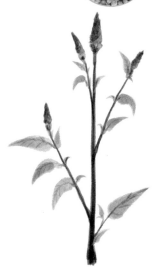

🌿 生境分布 ····

青葙多生长于荒野路旁、河滩、沙丘，亦有栽培，我国大部分地区均有分布。

性味	性微寒，味苦。
功效	清肝热，散风热，明目退翳。用于治疗眼睛模糊等症。
使用禁忌	肝肾阴虚目疾者、青光眼患者、瞳子散大者忌服。

🌿 实用良方 ····

 方 一

配方：青葙子 6 克，夜明砂 60 克。

用法：蒸鸡肝或猪肝服。

主治：眼睛模糊。

配方：青葙子 9 克，菊花、龙胆草各 6 克。

用法：水煎服。

主治：眼生翳膜，视物昏花，肝火上炎。

夏枯草 别名 夕句、乃东、燕面

植物形态 ....

夏枯草为唇形科植物，果穗可入药。夏枯草的茎呈方形，基部匍匐，全株密生细毛。叶对生，近基部的叶有柄，上部叶无柄；叶片椭圆状披针形，全缘，或略有锯齿。轮伞花序顶生，呈穗状。花期 5~6 月。小坚果褐色，长椭圆形，具三棱。果期 6~7 月。

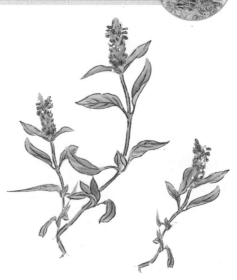

生境分布 ....

夏枯草多生长于荒地、路边及山坡草丛中，我国大部分地区均有分布。

性味	性寒，味苦、辛。
功效	清肝明目，散结解毒，平肝潜阳。用于治疗肝热目赤，肝阳眩晕等症。
使用禁忌	脾胃虚弱者、气虚者忌服。

实用良方 ....

配方：夏枯草 15 克，当归 12 克，白芍、玄参、枸杞各 10 克，炙甘草 3 克。

用法：水煎服，每日 1 剂，每日 1 次。

主治：肝虚目晕。

中医百草良方

配方：夏枯草、黄柏各15克，菊花、银花、板蓝根各10克，薄荷6克，生甘草5克。

用法：水煎，先趁热熏蒸双眼，至温后饮服，早晚各1次。

主治：急性结膜炎。

配方：夏枯草15克，香附30克。

用法：将香附炒焦，研末，每服3克，每日2次。

主治：结膜炎。

谷精草 移星草、戴星草、文星草

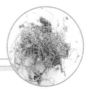

🌿 植物形态 ....

谷精草为谷精草科植物，带花茎的头状花序可入药。叶簇生，线状披针形，先端稍钝，无毛。花茎多数，簇生，鞘部筒状，上部斜裂；头状花序半球形，总苞片倒卵形，苞片膜质，楔形，于背面的上部及边缘密生白色棍状短毛；用手揉碎花序，可见多数黑色花药及细小黄绿色未成熟的果实。

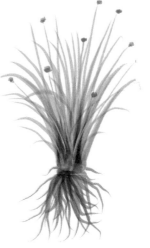

🌿 生境分布 ....

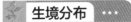

谷精草多生长于稻田或池沼边等潮湿处，分布于浙江、江苏、安徽、广东、湖南、湖北、贵州、云南等地。

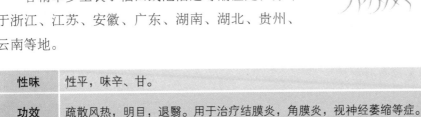

性味	性平，味辛、甘。
功效	疏散风热，明目，退翳。用于治疗结膜炎，角膜炎，视神经萎缩等症。
使用禁忌	阴虚血亏所致之目疾者忌服。忌铁。

第二章 清热药类

方一

配方：谷精草 20 克，白芍 15 克。

用法：水煎服，每日 1 剂，每日 1 次。

主治：目赤肿痛。

方二

配方：决明子 15 克，菊花、谷精草、荆芥各 9 克，黄连 6 克，木通 12 克。

用法：水煎服，每日 1 剂，每日 1 次。

主治：急性角膜炎。

方三

配方：谷精草 20 克，猪肝 50 克。

用法：加开水炖 1 小时，喝汤食肝，每日 1 次。

主治：小儿手足掌心发热，躁扰不宁。

千里光　别名　九里明

植物形态

千里光为菊科草本植物，全草可入药。茎木质细长，后攀援，稍呈"之"字形。叶互生，叶片卵形或卵状三角形，边缘具不规则缺刻状齿，或呈微波状，或近乎全缘，有时稍有深裂，两面有细软毛。头状花序生于枝端，为圆锥状伞房花丛，花黄色。

生境分布

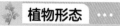

千里光多生长于山坡、林边、路旁、草丛中，我国陕西及华东、中南、西南各地均有分布。

性味	性寒，味苦。
功效	清热解毒，清肝明目。用于治疗目赤红肿等症，亦可用来预防中暑。
使用禁忌	脾胃虚寒者忌服。

方一

配方：千里光 10 克，马兰草 12 克，木贼 8 克。

用法：水煎服，每日 1 剂，每日 1 次。

主治：目赤红肿。

方二

配方：千里光 50 克。

用法：水煎 2 次，过滤，再将两次煎成之汁混合，文火浓缩成膏，用时稍加开水，稀释，搽擦患处，每日 2 次。婴儿胎癣勿用。

主治：干湿癣疮，湿疹。

方三

配方：千里光 25 克，香薷 8 克。

用法：将药置茶壶中，加沸水泡，当茶饮。

主治：预防中暑。

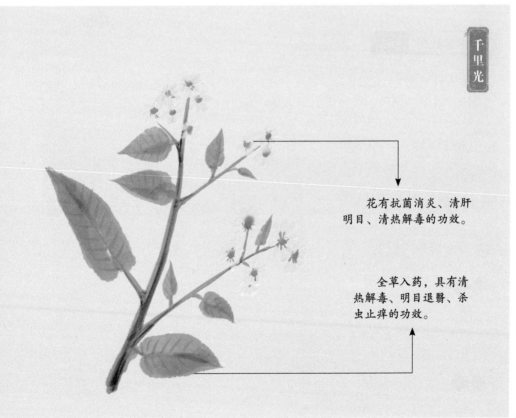

千里光

花有抗菌消炎、清肝明目、清热解毒的功效。

全草入药，具有清热解毒、明目退翳、杀虫止痒的功效。

二　清热燥湿

黄连

别名　云连、雅连、王连

植物形态

黄连为毛茛科植物黄连、三角叶黄连、云连的干燥根茎。黄连的根茎呈黄色，常分枝，密生须根。叶基生，叶柄无毛；叶片稍带革质，卵状角形；花茎1～2个，二歧或多歧聚伞花序，黄绿色，长椭圆状卵形至披针形。3～6月结果，种子椭圆形，褐色。

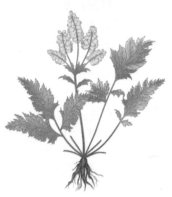

生境分布

黄连既有野生，也可人工栽培，在山地林中或山谷阴处长势较好，分布于四川、贵州、湖南、湖北、陕西南部等地。

性味	性寒，味苦。
功效	泻火，燥湿，解毒，杀虫。用于治疗热毒，伤寒，热盛心烦，痞满呕逆，菌痢，热泻腹痛，消渴，火眼，口疮等症。
使用禁忌	凡阴虚烦热、胃虚呕恶、脾虚泄泻、五更泄泻者慎服。

实用良方

配方：黄连20克。

用法：用乳汁浸泡黄连1天，点涂患处，每天3次。

主治：麦粒肿。

配方：黄连5克，紫苏叶10克。

用法：水煎服，每日 1 剂，每日 1 次。

主治：胃热呕吐。

 方 二

配方：黄连 12 克，黄芩、芍药各 6 克，鸡子黄 2 枚，阿胶 9 克。

用法：水煎服，每日 1 剂，每日 1 次。

主治：阴虚火旺，心胸有热，烦躁不眠。

苦参

别名 水槐、苦识、白茎

🌿 植物形态 ····

　　苦参为豆科植物，根可入药。苦参的根呈圆柱状，外皮黄色。茎枝草本状，绿色，具不规则的纵沟。单数羽状复叶，互生；下具线形托叶；小叶有短柄，卵状椭圆形至长椭圆状披针形，先端圆形或钝尖，基部圆形或广楔形，全缘。总状花序顶生，花淡黄白色。荚果线形，先端具长喙。种子呈黑色，近球形。

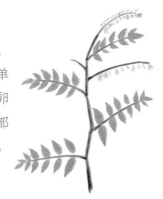

🌿 生境分布 ····

　　苦参多生长于沙地、向阳山坡草丛及溪沟边，我国各地均有分布，其中以山西、湖北、河南、河北产量较大。

性味	性寒，味苦。
功效	清热，燥湿，祛风，杀虫，利尿，消肿。用于治疗湿热痢疾，阴痒，小便不利，水肿等症。
使用禁忌	胃弱者、肝虚肾虚者忌服。不宜与藜芦、贝母、漏芦、菟丝子同服。

🌿 实用良方 ····

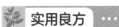 方 一

配方：苦参 30 克。

用法：水煎，分 3 次服，每日 1 剂，连服 3 日。

主治：细菌性痢疾，急性肠胃炎。

 方 二

配方：苦参、苍耳子各 25 克，蛇麻子 30 克，花椒、雄黄各 3 克，白矾 2 克。

用法：水煎成浓液，湿敷患处。

主治：顽固性湿疹。

 方 三

配方：苦参、蛇床子、白头翁、土茯苓各 30 克，百部、川椒各 15 克。

用法：水煎，熏洗阴部。

主治：阴部瘙痒。

黄芩

别名 子芩、空肠、腐肠

植物形态

黄芩为唇形科植物，根可入药。主根又长又大，略呈圆锥状，外皮为褐色。茎呈方形，基部多分枝，光滑或被短毛。叶对生，卵状披针形、披针形或线状针形。无柄或有短柄。总状花序腋生，花偏向一方；萼钟形，被白色长柔毛，先端 5 裂；花冠呈唇形，筒状，紫色，表面被白色短柔毛。小坚果近圆形，黑色。

生境分布

黄芩多生长于草原、干燥砾质的山坡，分布于黑龙江、吉林、辽宁、河北、河南、山东、四川、云南、山西、陕西、甘肃、内蒙古等地。

性味	性寒，味苦。
功效	清热燥湿，泻火解毒，止血，安胎。用于治疗湿热下痢，湿热黄疸，高热烦渴，肺热咳嗽，痈肿疮疡，胎热不安，血热出血等症。
使用禁忌	脾胃虚寒、食少便溏者忌服。

中医百草良方

实用良方 ...

—— 方 一 ——

配方： 黄芩12克，白芍50克，大枣5枚，甘草6克。

用法： 水煎服，每日1剂，每日1次。

主治： 肠湿热，身热口苦，腹痛。

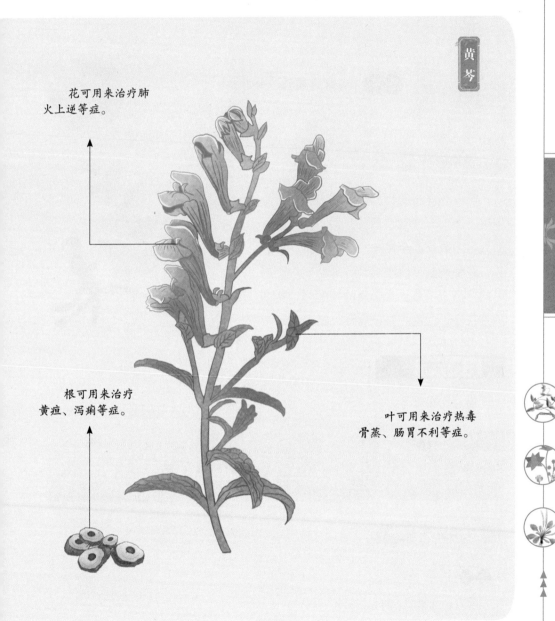

花可用来治疗肺
火上逆等症。

根可用来治疗
黄疸、泻痢等症。

叶可用来治疗热毒
骨蒸、肠胃不利等症。

方二

配方：黄芩、白术各15克。

用法：水煎服，每日1剂，每日1次。

主治：孕妇内热，胎动不安。

方三

配方：黄芩，酒适量。

用法：用酒将黄芩浸透，晒干研为末。每服5克，茶、酒送服。

主治：头痛。

虎杖

别名 苦杖、酸杖、老君丹

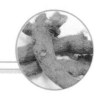

植物形态 ····

　　虎杖为蓼科植物，根状茎可入药。虎杖的根状茎横生于地下，表面暗黄色。茎中空，直立，分枝，表面散生多数紫红色斑点。单叶互生，阔卵形，先端短尖，基部阔楔形或圆形，叶脉两面均明显，叶缘具极小的锯齿，茎节上具膜质的托叶鞘，抱茎。两性花，圆锥花序，白色。果三角形，黑褐色，光亮，有翅。

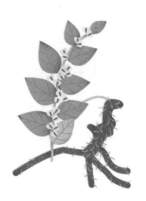

生境分布 ····

　　虎杖多生长于沟边、荒坡近阴湿处，我国各地均有分布。

性味	性微寒，味微苦。
功效	祛风利湿，化痰止咳。用于治疗手足肿，疼痛欲断等症。
使用禁忌	经期女性、孕妇、腹泻者、过敏体质者忌服。

实用良方 ····

方一

配方：虎杖根50克。

用法： 水煮，洗患处。

主治： 毒攻手足肿，疼痛欲断。

配方： 虎杖根 50 克。

用法： 水煎服，分 2 次服，早晚各 1 次。

主治： 湿热黄疸。

龙胆

别名 草龙胆、龙胆草、胆草

植物形态

龙胆为龙胆科植物龙胆、三花龙胆的根茎及根。龙胆的根茎短，簇生多数细长的根。茎直立，粗壮，粗糙。叶对生，无柄，基部叶甚小，鳞片状；中部及上部叶卵形、卵状披针形或狭披针形。花无梗，蓝紫色。蒴果矩圆形，有短柄。种子细小，线形而扁，褐色，四周有翅。

生境分布

龙胆多生长于林缘及山坡草丛、灌木丛中，我国大部分地区均有分布。

性味	性寒，味苦、涩。
功效	泻肝胆实火，除下焦湿热，解毒止痛。用于治疗肝经风热，惊痫狂躁，咽痛，头痛，风湿疼痛等症。
使用禁忌	脾胃虚弱作泄者、无湿热实火者忌服。忌空腹服用。

实用良方

配方： 龙胆 20 克，大青叶 12 克。

用法： 水煎服，每日 1 剂，每日 1 次。

主治： 肝火，头痛。

花可用于治疗各
种热证和咳嗽、支气管
炎等症。

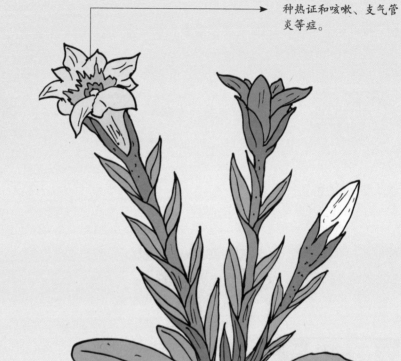

根具有清热燥湿、
泻肝胆实火等功效，可
用于治疗骨间寒热、热
痢、疮疡等症。

龙胆

方二

配方：龙胆6克，生地15克，黄芩、菊花、栀子各10克。

用法：水煎服，每日1剂，每日1次。

主治：目赤肿痛。

方三

配方：龙胆、黄芩、栀子、车前子各10克，柴胡6克。

用法：水煎服，每日1剂，每日1次。

主治：肝火上升，眼红肿痛，阴部湿痒肿痛。

败酱草

别名　革菜、泽败、马草

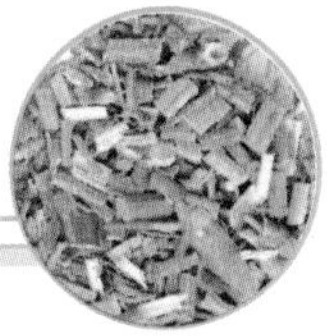

植物形态

败酱草为败酱草科植物黄花龙芽、白花败酱的根状茎、根或全草。黄花龙芽的根茎粗壮，须根较粗，有特殊臭气。茎直立，节间长。基生叶丛生，有长柄，叶片长卵形，先端尖，边缘有粗齿；茎生叶对生，几无柄，叶片羽状全裂或深裂，顶裂片较大，两侧裂片呈披针形或条形，叶缘有粗锯齿，两面有粗毛。聚伞圆锥花序，顶生，瘦果椭圆形，有三棱。

生境分布

黄花龙芽多生长于山坡、草地和路旁，我国绝大部分地区有分布。

性味	性寒，味辛、苦。
功效	清热解毒，消痈排脓。用于治疗急慢性阑尾炎，肺脓疡，肺炎等症。
使用禁忌	脾胃虚弱者忌服。

实用良方

方一

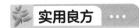

配方：鲜败酱草50克，石膏10克。

用法：将两药相合捣碎，再加鸡蛋清调匀，外敷患处，用敷料包扎，每天换药1次。

主治：流行性腮腺炎。

 方二

配方：鲜败酱草、鲜大飞扬草各30克，鲜车前草20克。

用法：水煎，分2次服。每日1剂，连服3日。

主治：细菌性痢疾。

 方三

配方：败酱草、白头翁各30克。

用法：水煎服。

主治：细菌性痢疾，肠炎。

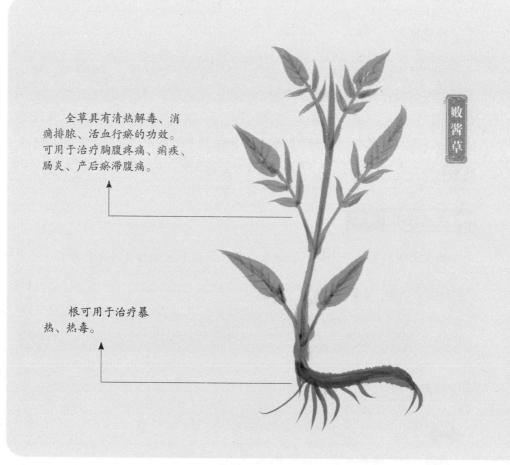

全草具有清热解毒、消痈排脓、活血行瘀的功效。可用于治疗胸腹疼痛、痢疾、肠炎、产后瘀滞腹痛。

根可用于治疗暴热、热毒。

败酱草

三　清热解毒

金银花

植物形态

　　金银花为忍冬科植物忍冬、红腺忍冬、毛萼忍冬等的干燥花蕾或初开的花。忍冬为常绿木质藤本植物。茎空心，老枝淡棕色，光滑无毛，嫩枝绿色，有黄色柔毛。叶对生，卵圆形至长卵形，常绿。幼叶两面有黄柔毛，老叶近无毛。夏初开花；成对生在叶腋，管状；初开时白色，芳香，后变为金黄色，故称金银花。浆果球形，黑色。

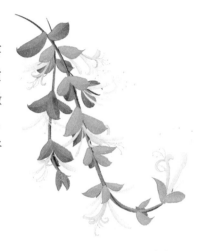

生境分布

　　忍冬喜温暖湿润的环境，多生长于山坡灌丛或疏林中、石堆或路旁，全国各地均有分布，主要集中分布于山东、陕西、河北、河南、湖北、江西、广东等地。

性味	性寒，味甘。
功效	清热解毒，疏散风热。用于治疗咽喉肿痛，肠痈，风热感冒，温病初起，热毒血痢等症。
使用禁忌	脾胃虚寒及气虚疮疡脓清者忌服。

实用良方

方一

　　配方：金银花12克，大青叶15克，薄荷9克。

用法：水煎服，每日 1 剂。

主治：外感风热感冒。

方二

配方：金银花 10 克，夏枯草 15 克，路边青根 20 克，岗梅根、芦根各 30 克。

用法：水煎服，连服 3 日。

主治：预防流行性脑脊髓膜炎。

方三

配方：金银花、甜杏仁各 10 克，海浮石 12 克，炙麻黄 9 克。

用法：分 3 次水煎服，每日 1 剂，每日 1 次。

主治：喘息性支气管炎。

野菊花

别名 山黄菊、野菊

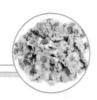

植物形态 ....

野菊花为菊科植物，花可入药。茎基部匍匐，上部直立，多分枝，被细柔毛。叶互生，叶片卵状椭圆形，羽状分裂，边缘有粗锯齿，背面绿白色，两面有毛。头状花序顶生或腋生，金黄色。花、叶揉碎有浓烈香气。

生境分布 ....

野菊花多生长于低山脚下、溪边、路旁，全国大部分地区均有分布。

性味	性微寒，味苦、辛。
功效	清热解毒，疏散风热，平肝明目。用于治疗风热感冒，肺炎，白喉，胃肠炎，高血压等症。
使用禁忌	气虚胃寒、食少泄泻者慎服。忌与鸡肉、猪肉、芹菜同食。

实用良方 ....

方一

配方：野菊花 60 克。

用法： 水煎服，每日 1 剂。

主治： 湿热腹泻（细菌性痢疾）。

配方： 野菊花、山楂、葛根各 30 克，甘草 10 克。

用法： 水煎服，分 3 次饮服。

主治： 酒精中毒。

配方： 野菊花、黄糖各 30 克。

用法： 捣烂敷患处。

主治： 疗疮。

配方： 野菊花 25 克，白茅根 30 克，枇杷叶 15 克。

用法： 水煎去渣，蜂蜜调服，早、晚 2 次服用。

主治： 干咳无痰。

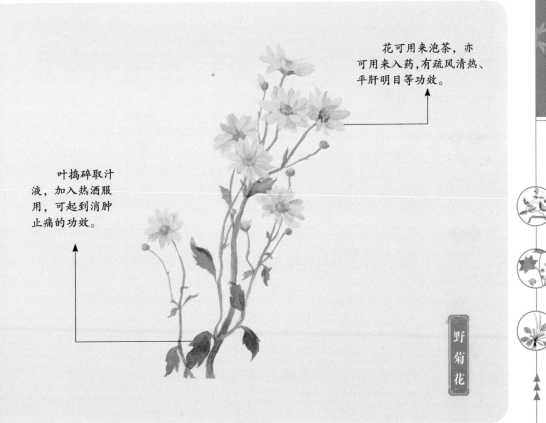

叶捣碎取汁液，加入热酒服用，可起到消肿止痛的功效。

花可用来泡茶，亦可用来入药，有疏风清热、平肝明目等功效。

野菊花

大青叶

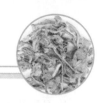

别名 大青、臭路边青叶

植物形态

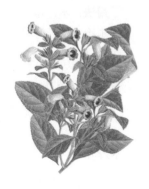

　　大青叶为十字花科植物菘蓝、爵床科植物马蓝等的干燥叶。菘蓝为灌叶灌木,树皮灰白色,幼枝被柔毛。叶对生,叶片近革质,椭圆状披针形,全缘;侧脉有5～7条,在近叶缘处向上弯曲,两面散生白色短毛。花呈白色管状,聚伞状圆锥花序。浆果球形,熟时紫红色。

生境分布

　　菘蓝多为栽培,分布于河北、陕西、河南、江苏、安徽等地。

性味	性寒,味苦。
功效	清热解毒,凉血消斑。用于治疗高热神昏,烦躁,发斑,风热感冒等症。
使用禁忌	脾胃虚寒者忌服。

实用良方

方一

　　配方: 大青叶、大青叶根各50克,金银花20克,蝉蜕5克,甘草3克。

　　用法: 水煎,分3次服,每日1剂,连服3天。

　　主治: 病毒性感冒,咽喉肿痛。

方二

　　配方: 大青叶9克,山栀子5克,知母3克,龙胆草、白茅根、藕节、竹茹、前胡各6克。

　　用法: 水煎,日服3次。

　　主治: 百日咳。

方三

　　配方: 大青叶40克,海金沙根50克。

　　用法: 水煎服,每日2剂。

　　主治: 感冒发热,腮腺炎。

中医百草良方

青黛 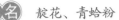 别名 靛花、青蛤粉

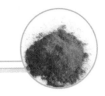

植物形态

青黛为爵床科植物马蓝、蓼科植物蓼蓝、十字花科植物菘蓝的叶或茎叶制成的干燥粉末或团块。马蓝的茎常成对分枝，叶对生，先端渐尖，穗状花序直立；花冠筒状，紫色；蒴果棒状。种子卵形。夏、秋季采收茎叶，加工成青黛，有特殊草腥气。

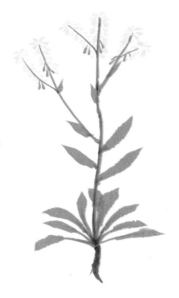

生境分布

马蓝喜潮湿环境，如溪流岸边等，分布于广东、广西、中国香港、中国台湾、贵州、四川、福建、浙江、云南、海南等地。

性味	性寒，味咸。无毒。
功效	清热解毒，凉血消斑，清肝泻火，定惊。用于治疗温病热盛，斑疹，咯血，咽痛口疮，小儿惊痫，丹毒，蛇虫咬伤等症。
使用禁忌	中寒者忌服。

实用良方

方一

配方：青黛、蛤粉、蒲黄各10克。

用法：共研细末，每服2克，每日2次。

主治：肝火犯肺，咳嗽胸痛，痰中带血。

方二

配方：青黛60克，冰片12克，薄荷冰2.4克。

用法：共研末，撒于患处，每日3次。

主治：口腔溃疡。

配方：青黛 10 克，芒硝 30 克。

用法：用醋调匀，外敷患处。

主治：腮腺炎。

连翘  別名 旱连子、连壳、空壳、黄花条

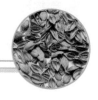

 植物形态 ····

连翘为木犀科植物，果实可入药。连翘为落叶灌木，枝条下垂，有四棱，髓中空。叶对生，卵形至椭圆状卵形，先端锐尖，边缘有锯齿，有羽状出复叶。花先于叶开放，花冠金黄色，有红色条纹。蒴果卵圆形，表面散生有瘤点。

生境分布 ····

连翘多生长于山坡灌丛、草丛、山谷、山沟疏林中，也有栽培，分布于河北、山西、陕西、河南、山东、安徽、湖北、四川等地。

性味	性微寒，味苦。
功效	清热解毒，消肿散结。用于治疗急性扁桃体炎，淋巴结核，尿路感染，急性肝炎，感冒，流感等症。
使用禁忌	脾胃虚弱者，气虚发热者，痈疽已溃、脓稀色淡者忌服。

 实用良方 ····

方 一

配方：连翘 300 克。

用法：研细末。每日 20 克，分 3 次，饭前服。

主治：肺结核。

方 二

配方：连翘心 50 克。

用法：炒焦，水煎服，每次 10 克，每日 3 次。

主治：呃逆。

配方：连翘、防风、甘草（炙）、山栀子各10克。

用法：共研为末，每服10克，水1中盏，煎七分，去滓温服。

主治：小儿一切热。

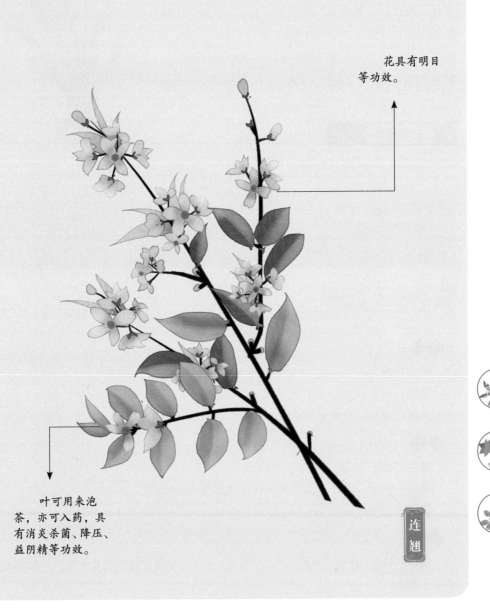

花具有明目
等功效。

叶可用来泡
茶，亦可入药，具
有消炎杀菌、降压、
益阴精等功效。

连翘

第二章 清热药类

射干

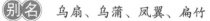 别名 乌扇、乌蒲、凤翼、扁竹

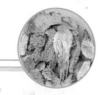

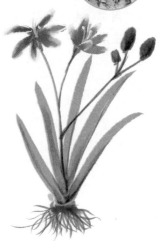

植物形态

　　射干为鸢尾科植物，根茎可入药。根茎鲜黄色，须根多而粗壮。茎直立，茎生叶2列，扁平，剑形，基部抱茎，叶脉平行。夏季抽出长约1米的花茎，总状花序顶生，二叉分歧，花橘黄色而带有暗红色斑点。蒴果椭圆形，有3条纵棱，3瓣裂。种子黑色，近球形。

生境分布

　　射干生长于山坡、旷野，有栽培，全国各地均有分布。

性味	性寒，味苦。
功效	清热解毒，祛痰利咽。用于治疗咽喉炎，扁桃体炎，支气管炎等症。
使用禁忌	脾虚便溏者忌服，孕妇忌用或慎用。

实用良方

配方： 鲜射干10克，土茯苓、葛花各6克。

用法： 水煎服，每日1剂。

主治： 肺热，咳嗽多痰。

配方： 射干30克。

用法： 阴干，研细末，每用少许，用吹管吹入喉中。

主治： 咽喉肿痛。

配方： 射干、麻黄、半夏各9克，生姜、细辛、紫菀、款冬花各6克，大枣3枚，五味子3克。

用法：水煎服，每日 1 剂，每日 1 次。

主治：咳嗽，痰多。

板蓝根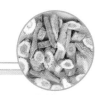

别名 蓝靛根、靛青根

植物形态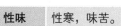

板蓝根为爵床科植物马蓝、十字花科植物菘蓝的干燥根。其中，菘蓝的根被称作北板蓝根，马蓝的根被称作南板蓝根。通常在秋季进行采挖、晾晒、炮制。

生境分布

马蓝多为野生，菘蓝多为栽培。马蓝分布于广东、广西、中国香港、中国台湾、贵州、四川、福建、浙江、云南、海南等地，菘蓝分布于河北、陕西、河南、江苏、安徽等地。

性味	性寒，味苦。
功效	清热解毒，凉血利咽。用于治疗温毒发斑，流行性感冒，流行性脑炎，流行性腮腺炎等症。
使用禁忌	体质虚寒者、易腹泻者忌用。

实用良方

方 一

配方：板蓝根 50 克，羌活 25 克。

用法：煎汤，每日 2 剂，连服 3 日。

主治：流行性感冒。

方 二

配方：板蓝根、大青叶各 15 克，荆芥 9 克。

用法：水煎服，每日 1 剂，每日 1 次。

主治：风热感冒，发热，微恶风寒，头痛。

配方： 板蓝根 30 克。

用法： 水煎服，每日 1 剂，连服 15 日。

主治： 传染性肝炎。

白头翁 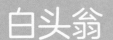 胡王使者、野丈人

植物形态 ....

白头翁为毛茛科植物，根可入药。根圆锥形，有纵纹，全株密被白色长柔毛。基生叶 4~5 片，三全裂，有时为三出复叶。花单朵顶生，蓝紫色，外被白色柔毛；雄蕊多数，鲜黄色。瘦果，密集成头状，花柱宿存，银丝状，形似白头老翁。

生境分布 ....

白头翁生长于山岗、荒坡及田野间，分布于黑龙江、吉林、辽宁、河北、陕西、山西、河南、山东等地。

性味	性寒，味苦。
功效	清热解毒，凉血止痢。用于治疗下痢脓血，赤多白少等症。
使用禁忌	虚寒泻痢者忌服。

实用良方 ....

配方： 百部、川椒各 15 克，蛇床子、白头翁、苦参、土茯苓各 30 克。

用法： 煎汤，熏洗患处。

主治： 阴痒。

配方： 白头翁 30 克，马齿苋 60 克。

用法： 水煎服，每日 1 剂，每日 1 次。

主治：赤白痢疾。

配方：白头翁15克，黄柏、秦皮各12克，黄连6克。

用法：水煎服，每日1剂，每日1次。

主治：热毒痢疾，下痢脓血，赤多白少。

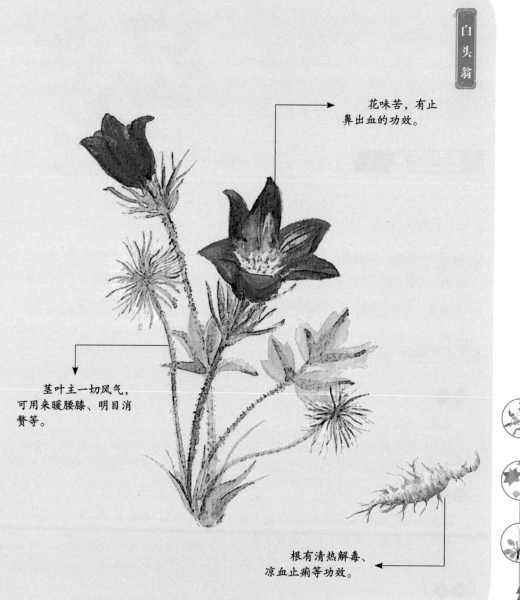

花味苦，有止
鼻出血的功效。

茎叶主一切风气，
可用来暖腰膝、明目消
赘等。

白头翁

第二章 清热药类

根有清热解毒、
凉血止痢等功效。

土茯苓

别名 草禹余粮、山归来

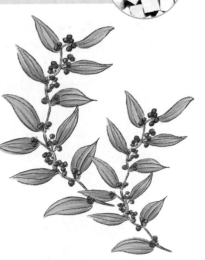

植物形态

土茯苓为百合科植物，根茎可入药。根茎块根状，有明显结节，着生多数须根。茎无刺。单叶互生；革质，披针形至椭圆状披针形，先端渐尖，基部圆形，全缘。单性花，伞形花序腋生，花小，白色。浆果球形，红色。

生境分布

土茯苓生长于山坡、荒山及林边的半阴地，分布于安徽、江苏、浙江、福建、广东、湖北、四川、贵州等地。

性味	性平，味甘、淡。
功效	清热解毒，利湿消肿。用于治疗小儿先天性梅毒，口腔炎，牛皮癣等症。
使用禁忌	虚寒精滑及气虚下陷者忌服。

实用良方

配方： 土茯苓 100 克。

用法： 研为细末包煎，每日 1 剂，2 次分服，15 日为 1 个疗程。

主治： 牛皮癣。

配方： 土茯苓 50 克，皂角刺 12 克，苦参、天花粉各 10 克。

用法： 水煎服，每日 1 剂，每日 1 次。

主治： 急性乳腺炎。

配方： 土茯苓、苦参各 60 克，五倍子 35 克，蛇床子 25 克，枯矾 10 克。

中医百草良方

用法：水煎洗患处。

主治：阴部瘙痒。

马鞭草

 铁马鞭、白马鞭、蜻蜓草

植物形态

马鞭草为马鞭草科植物，除去根茎，地上部分晒干后可入药。茎四方形，棱及节上有小刚毛。叶对生，下部叶卵形至长卵形，边缘有粗锯齿或深裂，两面具有粗毛；上部叶多不分裂，有时叶片下延成翼无柄，叶面有深皱纹。花小，淡蓝紫色，密生成细长花穗，形似马鞭。蒴果长方形。

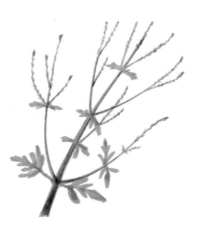

生境分布

马鞭草多生长于山坡、路边或宅旁，分布于长江以南各地区，以及陕西、山西、甘肃等地。

性味	性凉，味苦。
功效	清热解毒，利水消肿。用于治疗跌打损伤，感冒，咽喉肿痛等症。
使用禁忌	孕妇、脾胃虚弱者忌服。

实用良方

配方：马鞭草60克，大青叶30克，桑叶200克。

用法：水煎服，每日1剂，每日1次。

主治：风热感冒。

配方：马鞭草30克。

用法：水煎，分2次服用。

主治：腹水烦渴。

配方：干马鞭草 100 克。

用法：加水熬煎取浓汁约 300 毫升，于疟疾发作前 4 小时、2 小时各服 1 次，连服 1 周。

主治：疟疾。

漏芦　别名　野兰

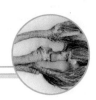

植物形态 ····

漏芦为菊科植物祁州漏芦的干燥根。祁州漏芦的茎直立，不分枝或少分枝。叶二回羽状分裂或深裂，边缘短刺；基生叶有长柄，矩圆状倒卵形。复头状花序，集合成圆球形，花冠筒状，淡蓝色，筒部白色。瘦果，圆形，密生黄褐色柔毛。

生境分布 ····

祁州漏芦多生长于山地草原、草甸草原、石质山坡或林下，分布于黑龙江、辽宁、河北、山东、内蒙古、陕西、青海、山西、河南和四川等地。

性味	性寒，味苦。
功效	清热解毒，消痈通乳。用于治疗乳痈肿痛，痈疽发背，乳汁不通，骨节疼痛，热毒血痢，痔疮出血等症。
使用禁忌	气虚、疮疡平塌不起者及孕妇忌服。

实用良方 ····

配方：漏芦、车前子各 15 克，半枝莲 55 克，白茅根 30 克，草薢、栀子各 9 克，炒大黄、木香各 3 克。

用法：水煎服，每日 1 剂。

主治：宫颈癌。

方二

配方：防风、地龙、漏芦各 80 克。

用法：捣细罗为散，以温酒调下 10 克。

主治：走转疼痛，两膝热肿。

方三

配方：漏芦、通草、白芷各 3 克，贝母 6 克。

用法：共为末。用猪蹄 1 个，酒水各半，煎汤服下。

主治：产后乳汁不通。

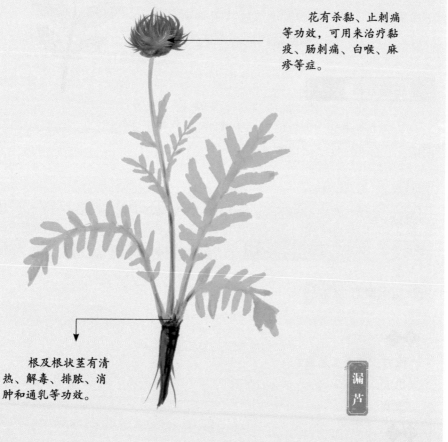

花有杀黏、止刺痛等功效，可用来治疗黏疫、肠刺痛、白喉、麻疹等症。

根及根状茎有清热、解毒、排脓、消肿和通乳等功效。

漏芦

第二章 清热药类

了哥王

别名 地棉根、雀儿麻、地谷麻

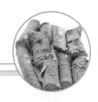

中医百草良方

植物形态

了哥王为瑞香科植物,根、根二层皮(内皮)和叶可入药。枝红褐色,无毛。叶对生,长椭圆形,先端钝或急尖,基部楔形,全缘;叶柄短或几无。花黄绿色,顶生短总状花序;花萼管状,雄蕊8个,花盘鳞片4个,通常两两合生;子房椭圆形,顶部被疏柔毛,柱头近球形,花柱极短。核果卵形,熟时暗红色至紫黑色。

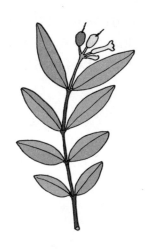

生境分布

了哥王多生长于山坡灌木丛中或路旁,分布于浙江、江西、福建、中国台湾、湖南、广东、广西、云南等地。

性味	性寒,味苦。
功效	清热利尿,解毒杀虫。用于治疗支气管炎,肺炎,腮腺炎,淋巴结炎,风湿痛等症。
使用禁忌	体质虚弱者、孕妇忌服。

实用良方

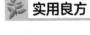

配方:了哥王注射液。

用法:每日3次。

主治:肺炎。

配方:鲜了哥王嫩叶20克,鲜山芝麻嫩叶15克,盐3克。

用法:将药洗净,晾干,捣烂,敷患处。

主治:腮腺炎。

配方： 鲜了哥王根皮50克。

用法： 捣烂，敷疮四周，留孔排脓。

主治： 未破的毒疮。

天葵子 别名 紫背天葵子、天葵根

植物形态 ···

天葵子为毛茛科植物天葵的干燥块根。块根肉质，圆柱形或纺锤形，外皮棕黑色，有须状支根。茎纤细，被白色细柔毛。基生叶为三出复叶，具长柄，小叶扇状菱形或倒卵状菱形。叶下面常带紫色；茎生叶较小。互生，小叶柄短。单歧或二歧聚伞花序，花小，白色，常带淡紫色。种子多数，细小，黑色，表面皱缩。

生境分布 ···

天葵喜阴湿，多生长于路边和隙地荫蔽处，分布于东北、华东、西南等地。

性味	性寒，味甘、苦。
功效	清热解毒，消肿散结，利尿。用于治疗小儿热惊，癫痫，疔疮，皮肤痒疮，目赤肿痛，咽痛，蛇虫咬伤等症。
使用禁忌	脾虚便溏者、小便清利者忌服。

实用良方 ···

配方： 鲜天葵子、鲜半夏、鲜王瓜根各30克，鲜马齿苋55克，雄黄末10克，烧酒10毫升。

用法： 共捣烂，烧酒调匀，敷伤口周围，每日换1次。

主治： 毒蛇咬伤。

方二

配方： 天葵子 15 克，鲜玄参 30 克。

用法： 水煎服，每日 1 剂，每日 1 次。

主治： 淋巴结结核。

方三

配方： 天葵子 15 克，青木香 20 克，乙醇 250 毫升。

用法： 共研细末，加乙醇浸泡 15 日即可用。用时外搽患处。

主治： 急性软组织损伤。

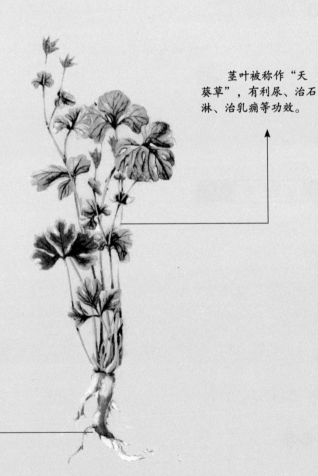

天葵

茎叶被称作"天葵草"，有利尿、治石淋、治乳痈等功效。

块根为天葵的主要入药部位，有解毒、消肿、止痛、利尿等功效。

木蝴蝶

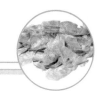

别名 千层纸、千张纸

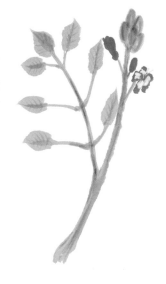

植物形态

木蝴蝶为紫葳科植物，成熟种子可入药。种子蝶形薄片状，种皮三面延长成宽且薄的翅。表面浅黄白色，翅半透明，薄膜状，有绢丝样光泽，且有放射状纹理，边缘多破裂。体轻。子叶2枚，蝶形，浅黄色或黄绿色。种柄线形，黑棕色，位于基部。

生境分布

木蝴蝶均为野生，分布于云南、广西、贵州等地，福建、广东、四川也有分布。

性味	性凉，味苦、甘。
功效	清肺利咽，疏肝和胃。用于治疗肺热咳嗽，小儿百日咳等症。
使用禁忌	脾胃虚弱者忌服。

实用良方

方一

配方：木蝴蝶、粉甘草各3克，金银花15克，麦冬13克，杭菊花、桔梗各10克，胖大海2粒。

用法：开水冲泡代茶喝，10日为一疗程。

主治：咽炎。

方二

配方：木蝴蝶适量。

用法：水煎服，每日1剂，每日1次。小儿每日5克，成人每日20克。

主治：咳嗽。

配方：木蝴蝶、五灵指、乌贼骨各 10 克，蒲黄 12 克，元胡 15 克。

用法：水煎服，每日 1 剂，30 日为一疗程。

主治：胃、十二指肠球部溃疡。

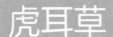

虎耳草

别名 铜钱草、石荷叶

植物形态 ····

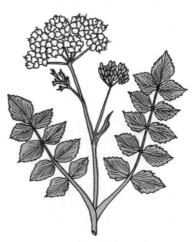

虎耳草为虎耳草科植物，全草可入药。虎耳草植株被淡褐色粗毛。须根多。匍匐茎紫红色，往往顶端生出幼株。叶丛生，有长叶柄；叶片圆形或肾形，肉质，表面及边缘密生长柔毛。小花白色，花茎由叶丛中生出。四季可采。

生境分布 ····

虎耳草多生长于阴湿处、溪边或岩石上，分布于黄河、长江中下游至南方各地，我国中部、东部等地也有分布。

性味	性寒，味苦、辛。
功效	消肿止痛，凉血止血，祛风，清热，解毒。用于治疗冻疮溃烂，牙疼等症。
使用禁忌	婴幼儿、孕妇、风寒感冒者、寒喘咳者忌服。

实用良方 ····

配方：鲜虎耳草 30 克。

用法：先将患耳内分泌物洗净，再将鲜虎耳草捣烂取汁，滴入患耳，每日 3 次。

主治：中耳炎。

中医百草良方

配方：鲜虎耳草 25 克。

用法：水煎服，每日 1 剂，每日 1 次。

主治：肺热咳嗽。

配方：鲜虎耳草 30 克。

用法：捣烂绞汁，涂患处。

主治：烧烫伤。

马齿苋 长命菜、马齿草、马齿草

 植物形态 ····

　　马齿苋为马齿苋科植物，全草可入药。马齿苋的枝叶肥厚无毛。茎下部匍匐，上部直立，紫红色。叶互生或近对生，肉质，叶片倒卵形至匙形，顶端圆，平截或稍凹下，基部呈楔形，全缘。花小，淡黄色。蒴果卵形，成熟时盖裂。

生境分布 ····

　　马齿苋多生长于田野、荒地及路旁，全国大部分地区都有分布。

性味	性寒，味酸。
功效	清热解毒，散血消肿。用于治疗细菌性痢疾，急性肠炎，疮疖，带下赤白，急性阑尾炎等症。
使用禁忌	凡脾胃虚寒、肠滑作泄者忌服。

 实用良方 ····

配方：干马齿苋 100 克。

用法：水煎，分 2 次服，每日 1 次，连服 30 日。

主治：糖尿病（阴虚燥热型）。

第二章　清热药类

方二

配方： 马齿苋 30 克，白头翁 15 克，槐花、凤眼果（苦木科臭椿果实）各 10 克，黄柏 6 克。

用法： 水煎服，每日 1 剂。

主治： 大便下血，湿热痢疾。

方三

配方： 鲜马齿苋 250 克。

用法： 水煎 2 次，合并滤液，浓缩至 100~150 毫升，每日 1 剂，分 3 次口服，连服 7 日。

主治： 小儿百日咳。

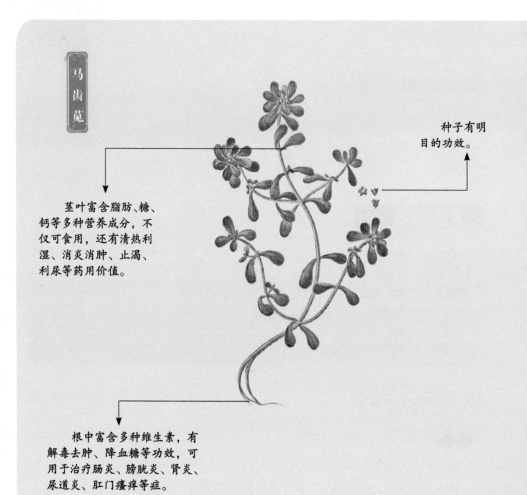

马齿苋

种子有明目的功效。

茎叶富含脂肪、糖、钙等多种营养成分，不仅可食用，还有清热利湿、消炎消肿、止渴、利尿等药用价值。

根中富含多种维生素，有解毒去肿、降血糖等功效，可用于治疗肠炎、膀胱炎、肾炎、尿道炎、肛门瘙痒等症。

乌蔹莓

 别名 猪婆藤、五爪金龙、五叶藤

植物形态 ....

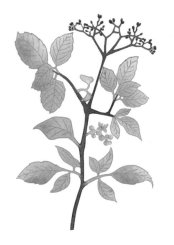

　　乌蔹莓为葡萄科植物，全草可入药。乌蔹莓的地下茎蔓延。茎有纵棱，有二分叉的卷须，被微柔毛。叶互生，膜质，五出掌状复叶，小叶倒卵状矩圆形，先端短尖或钝，基部近圆形，边缘有粗锯齿，叶柄长。开绿色小花，聚伞花序。浆果球形，成熟后为黑色。

生境分布 ....

　　乌蔹莓生长于山谷林中或山坡灌丛中，广泛分布于山东、河南、安徽、浙江、湖北、湖南、福建、中国台湾、广东、海南、四川、贵州、云南等地。

性味	性寒，味酸、苦。
功效	清热解毒，凉血消肿，利尿。用于治疗跌打损伤，扭挫伤，烫伤溃烂等症。
使用禁忌	脾胃虚弱者忌服。

实用良方 ....

方一

　　配方： 鲜乌蔹莓茎叶 100 克，黄酒 15 毫升。

　　用法： 将鲜药洗净，晾干，捣烂，榨取自然汁 30 毫升，加入黄酒，煮开，顿服，暖睡取汗。

　　主治： 跌打损伤。

方二

　　配方： 鲜乌蔹莓 40 克，鲜酢浆草 35 克，鲜香附子 15 克。

　　用法： 共洗净，捣烂，加热外敷伤处。每日更换 1 次。

　　主治： 扭挫伤。

第二章 清热药类

配方：鲜乌蔹莓 120 克。

用法：水煎洗伤处。

主治：蜂螫伤。

蒲公英 仆公罂、地丁、黄花郎

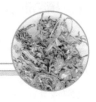

植物形态 ····

蒲公英为菊科植物蒲公英、碱地蒲公英等同属数种植物的干燥全草。蒲公英含白色乳汁，根深长。叶根生，排成莲座状；叶片矩圆状披针形、倒披针形或倒卵形，先端尖或钝，基部狭窄，下延呈叶柄状，边缘浅裂或作不规则羽状分裂，裂片齿牙状或三角状，全缘或具疏齿，绿色或在边缘带淡紫色斑，被白色丝状毛。花茎上部密被白色丝状毛；花舌状。瘦果倒披针形，外具纵棱，有多数刺状突起，顶端具喙，着生白色冠毛。

生境分布 ····

蒲公英多生长于田野、路旁、山坡草地及深岸沙地，全国大部分地区均有分布。

性味	性寒，味苦、甘。
功效	清热解毒，清肝明目，利水通淋。用于治疗急性结膜炎，肝炎，急性支气管炎，尿路感染，小便不利，大便秘结等症。
使用禁忌	阳虚外寒、脾胃虚弱者忌服。

实用良方 ····

配方：蒲公英 100 克，香附 50 克。

用法：水煎服，每日 1 剂，煎服 2 次。

主治：急性乳腺炎。

配方：鲜蒲公英、酢浆草各 45 克。

用法：洗净，晾干，捣烂如泥，敷患处。

主治：疔疮（未溃烂）。

配方：鲜蒲公英 150 克。

用法：水煎服，每日 1 剂。一般使用 3 剂即可止血消肿止痛。

主治：痔疮。

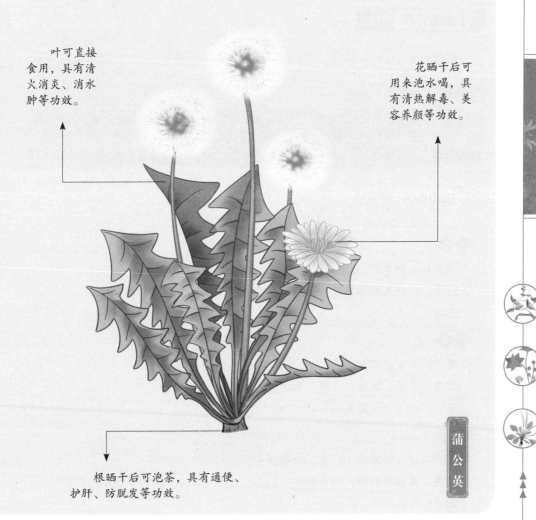

叶可直接食用，具有清火消炎、消水肿等功效。

花晒干后可用来泡水喝，具有清热解毒、美容养颜等功效。

根晒干后可泡茶，具有通便、护肝、防脱发等功效。

蒲公英

第二章 清热药类

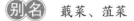

鱼腥草

别名 蕺菜、菹菜

植物形态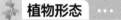

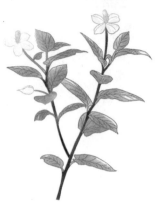

鱼腥草为三白草科植物蕺菜的带根全草。蕺菜全株有浓烈的鱼腥气。根状茎有节。叶互生，心脏形，表面绿色，背面紫红色，叶柄基部有鞘状托叶。穗状花序与叶对生。蒴果近圆形。

生境分布

蕺菜生长于山坡、林下、田埂边、路旁或水沟草丛中，分布于我国南方各地。

性味	性微寒，味辛。
功效	清热解毒，排脓消痈，利尿通淋。用于治疗疟疾，痈疽肿毒，毒蛇咬伤，水肿，淋病，白带，痔疮，湿疹等症。
使用禁忌	体质虚寒者、阴性外疡者、无红肿热痛者、过敏体质者忌服。

实用良方

 方 一

配方：鱼腥草根 50 克，白糖 10 克，凉白开 30 克。

用法：先将鱼腥草根洗净，加凉白开，捣烂取汁，加入白糖，炖服。

主治：中暑。

 方 二

配方：鲜鱼腥草 80 克，三白草根 30 克，鲜猪瘦肉 100 克。

用法：水煎，炖服，在饭前服用。

主治：妇女白带恶臭。

 方 三

配方：鲜鱼腥草根 100 克，白糖适量。

用法：鱼腥草洗净，加白糖拌吃。

主治：风火眼痛。

翻白草

别名 鸡腿根、天藕

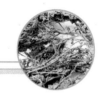

植物形态

翻白草为蔷薇科植物，以全草或根入药。根纺锤形或圆锥形，有分枝，表面暗棕色，扭曲而皱缩，栓皮无剥落痕，无明显的茎。叶根生，奇数羽状复叶，叶对生，长椭圆形，具短柄，先端一片较大，向下逐渐变小，皱缩，上表面暗绿色，下表面灰白色，密被茸毛，边缘具粗锯齿。根头部及叶柄均被白色茸毛。

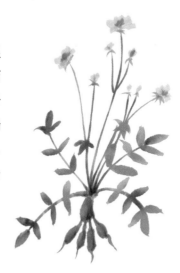

生境分布

翻白草多生长于荒地、山坡草地、草甸、山谷、溪边、疏林下、田野、石缝中，我国大部分地区有分布。

性味	性平，味甘、微苦。
功效	清热解毒，凉血止血。用于治疗肺炎，腮腺炎等症。
使用禁忌	阳虚有寒者、脾胃虚寒者、食少便溏者、低血压患者忌服。

实用良方

方 一

配方： 翻白草15克，阿胶9克。

用法： 水煎服，每日1剂。

主治： 吐血、咳血等血热出血。

方 二

配方： 鲜翻白草30克，鸡蛋2枚。

用法： 与鸡蛋煎服。

主治： 牙痛，白浊，白带。

配方：翻白草全草 15 克。

用法：水煎服，每日 1 剂。

主治：口腔炎，慢性咽炎。

紫花地丁

 别名 箭头草、独行虎、羊角子、米布袋

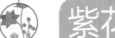 **植物形态** ⋯⋯

　　紫花地丁为堇菜科植物，全草入药。主根长圆锥形，淡黄棕色，有细纵皱纹。叶基生，灰绿色，展平后叶片呈披针形或卵状披针形，先端钝，基部呈截形或稍心形，边缘具钝锯齿，两面有毛；叶柄细，上部具明显狭翅。花茎纤细，紫堇色或淡棕色，花距细管状。蒴果椭圆形，种子多数。

生境分布 ⋯⋯

　　紫花地丁多生长于山坡草丛、林缘、灌木丛、田间或荒地，全国大部分地区均有分布。

性味	性寒，味苦、辛。
功效	清热解毒，凉血消肿。用于治疗体表脓肿，脓疱疮，丹毒及湿疹，红肿疼痛等症。
使用禁忌	体质虚寒者忌服。

实用良方 ⋯⋯

配方：鲜紫花地丁、鲜鬼针草各 50 克。

用法：共捣烂，外敷伤口周围。

主治：一般毒蛇咬伤。

配方：紫花地丁、马鞭草各 30 克。

用法： 煎汤灌洗阴道，每日1剂。

主治： 阴道炎。

配方： 紫花地丁、野菊花各15克，甘草3克。

用法： 水煎服，每日1剂，每日1次。

主治： 急性结膜炎。

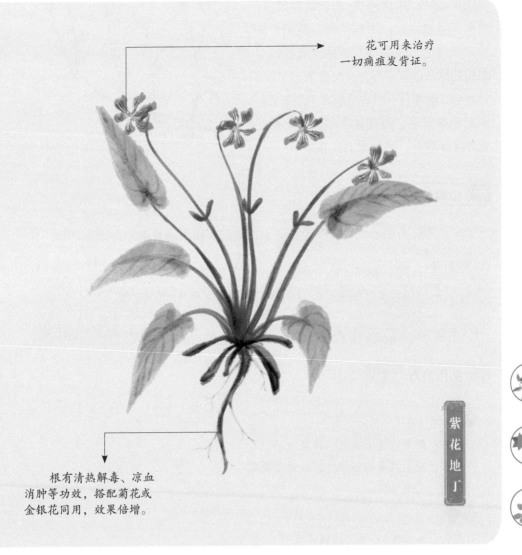

花可用来治疗一切痈疽发背证。

根有清热解毒、凉血消肿等功效，搭配菊花或金银花同用，效果倍增。

紫花地丁

半边莲 别名 细米草、急解索、蛇利草

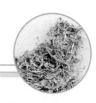

植物形态 ....

半边莲为桔梗科植物，全草可入药。根细长，圆柱形，带肉质，表面淡棕黄色，光滑或有细纵纹，生有须根。茎细长多节，灰绿色，靠近根茎部呈淡紫色，有皱缩的纵向纹理，节上有时残留不定根。叶互生，黄绿色，展开后呈条状披针形，表面光滑无毛，边缘具疏锯齿，无柄。紫红或淡红花，形如半朵小莲花。

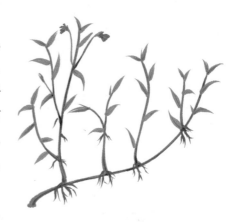

生境分布 ....

半边莲野多生于坡边、田边湿润地，我国长江流域及南部各地有分布。

性味	性微寒，味辛、甘。
功效	清热解毒，消肿利尿。用于治疗毒蛇咬伤，水肿，野蕈中毒，肾炎，慢性肝炎等症。
使用禁忌	血虚者、孕妇忌服。

实用良方 ....

配方：鲜半边莲 100 克，甜酒 30 克。

用法：将半边莲捣烂绞汁，加甜酒调服。

主治：毒蛇咬伤。

配方：半边莲 50 克，猪肺 1 只。

用法：与猪肺一起煮炖熟，喝汤吃肺。

主治：百日咳。

中医百草良方

配方：鲜半边莲 50 克，鲜野菊花 30 克。

用法：洗净，晾干，捣烂，绞汁内服。

主治：急性胃肠炎腹痛。

东风菜 东风

 植物形态 ····

东风菜为菊科植物，以根或全草入药。茎直立，圆形，基部较光滑，上部有毛，茎中、下部略带红色。叶互生，基叶呈心形，叶面绿色，背面灰白色，边缘有粗锯齿，两面有糙毛，叶柄长。头状花序集成疏松的伞房状圆锥花序，花白色。瘦果长椭圆形。

生境分布 ····

东风菜多生长于山谷坡地、草地和灌木丛中，分布于中国东北部、北部、中部、东部至南部各地。

性味	性寒，味甘、辛。
功效	清热解毒，活血消肿，镇痛。用于治疗跌打损伤，毒蛇咬伤，头痛，咽痛，关节痛等症。
使用禁忌	脾胃虚寒者忌服。

 实用良方 ····

—— 方 一 ——

配方：鲜东风菜 30 克。

用法：捣烂，外敷伤口周围。

主治：毒蛇咬伤。

—— 方 二 ——

配方：东风菜根 50 克。

用法：研末，撒于伤口。

主治：刀伤出血。

 方 三

配方：东风菜根 50 克。

用法：水煎服，连服 3 日。

主治：腰痛。

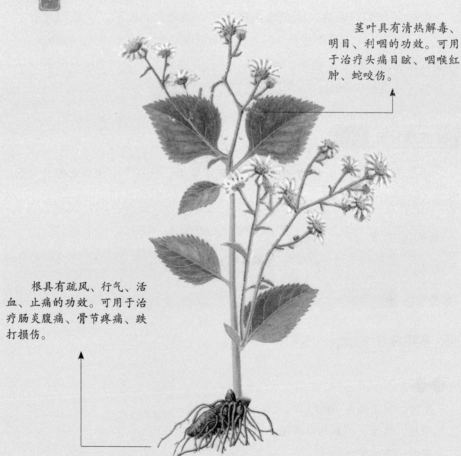

东风菜

茎叶具有清热解毒、明目、利咽的功效。可用于治疗头痛目眩、咽喉红肿、蛇咬伤。

根具有疏风、行气、活血、止痛的功效。可用于治疗肠炎腹痛、骨节疼痛、跌打损伤。

四　清热凉血

地黄　别名　芐、芑、地髓

植物形态 ····

　　地黄为玄参科植物，根可入药。地黄全株密被长柔毛及腺毛。块根纺锤形或条状，肥厚肉质，野生的则为长条形，较细，表面黄色。叶多基生，莲座状；叶面多皱，叶背带紫色；茎生叶较基生叶小很多。花紫红色或暗紫色。果实卵形，内有多粒种子。

生境分布 ····

　　地黄多为栽培，也有野生，一般生长于山坡及路边荒地等处，我国大部分地区皆有生产，主产于河南温县、博爱、武陟、泌阳等地。

性味	性寒，味甘、苦。
功效	清热凉血，养阴生津。用于治疗热病心烦，舌绛，血热吐衄，斑疹紫黑，热病伤阴，消渴多饮等症。
使用禁忌	胃虚食少者、脾虚有湿者、阳虚者忌服。

实用良方 ····

──方一──

　　配方：地黄30克，麦冬、天花粉、黄芪、枸杞、葛根各20克，红参茯苓、丹皮、五味子各10克。

　　用法：共研粉，每服5克，每日2次。

　　主治：糖尿病。

配方：地黄叶 40 克。

用法：捣烂日涂，盐汤先洗。

主治：恶疮。

配方：地黄 15 克，玉竹、冰糖（烊化）各 12 克，沙参、麦冬各 9 克。

用法：水煎服，每日 1 剂，每日 1 次。

主治：热病伤阴，口干纳呆，干咳少痰。

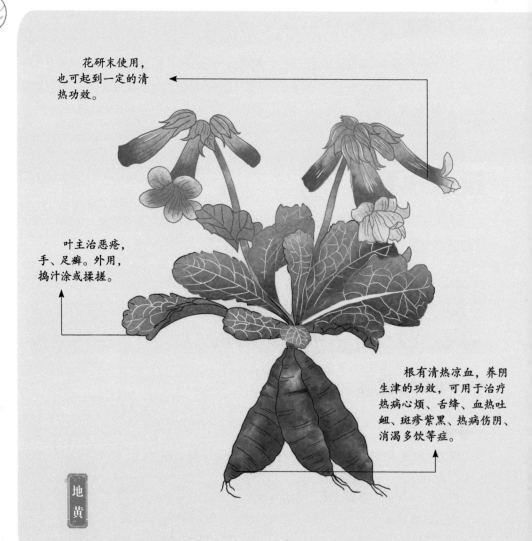

花研末使用，也可起到一定的清热功效。

叶主治恶疮，手、足癣。外用，捣汁涂或揉搓。

根有清热凉血，养阴生津的功效，可用于治疗热病心烦、舌绛、血热吐衄、斑疹紫黑、热病伤阴、消渴多饮等症。

地黄

玄参

别名 玄台、野脂麻、鹿肠、鬼藏

植物形态

玄参为玄参科植物，根可入药。根圆柱形，下部常分叉，外皮灰黄褐色。茎直立，四棱形，光滑或有腺状柔毛。叶对生；叶片卵形或卵状椭圆形，先端渐尖，基部圆形或近截形，边缘具钝锯齿，聚伞花序，圆锥状；花冠暗紫色，蒴果卵圆形，先端短尖，深绿或暗绿色，萼宿存。

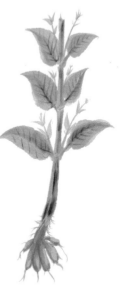

生境分布

玄参生长于山坡林下，亦有栽培，分布于浙江、江苏、安徽、湖南、贵州、陕西等地。

性味	性微寒，味甘、苦、咸。
功效	泻火解毒，凉血，滋阴，生津润肠。用于治疗热入营血，烦热口渴，舌绛发斑，咽喉肿痛等症。
使用禁忌	脾胃虚寒、食少便溏者忌服。

实用良方

— 方一 —

配方： 玄参 10 克，桔梗 6 克，甘草 3 克。

用法： 水煎服，每日 1 剂，每日 1 次。

主治： 慢性咽炎。

— 方二 —

配方： 玄参 60 克。

用法： 加水煎取浓汁 500 毫升服用，每日 2 次。

主治： 风热感冒。

— 方三 —

配方： 玄参、生石膏（先煎）、生地黄各 15 克，牛膝、麦冬各 10 克。

用法：水煎服，每日 1 剂，每日 1 次。

主治：齿龈炎。

白英 别名 白草、排风

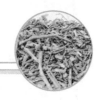

 植物形态 ....

　　白英为茄科茄属植物，以全草或根入药。茎攀援，基部木质化，全体密生白色软毛。叶互生，基部有一对耳状裂片，上部的叶常不分裂。全缘，基部呈心形，先端渐尖，嫩叶两面均被短柔毛。聚伞花序与叶对生；花紫色或白色，五深裂。浆果球形，初时呈绿色，后变红色以至黑色，内藏多粒种子。

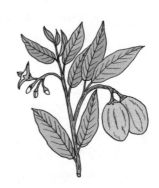

　生境分布 ....

　　白英喜温暖湿润的环境，多生长于山谷草地、田边或路旁，全国大部分地区有分布。

性味	性寒，味甘、苦。
功效	清热，利湿，祛风，解毒消肿，抗癌。用于治疗感冒寒热，关节炎，咽喉炎，淋巴结结核等症。
使用禁忌	体虚、无湿热者忌服。

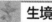 **实用良方** ....

 方 一

　　配方：鲜白英 10 克，土茵陈 15 克。

　　用法：水煎服，每日 1 剂，每日 1 次。

　　主治：胆结石。

 方 二

　　配方：鲜白英 100 克。

用法： 水煎服，连服 5 日。

主治： 子宫颈糜烂。

—— 方三 ——

配方： 鲜白英 10 克。

用法： 水煎服，每日 1 剂，每日 1 次。

主治： 黄疸型肝炎。

 赤芍 别名 木芍药、赤芍药

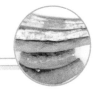

植物形态

赤芍为毛茛科植物芍药、川赤芍的干燥根。芍药是多年生宿根草本植物，具纺锤形的块根，并于地下茎产生新芽，新芽于早春抽出地面。初出叶红色，茎基部常有鳞片状变形叶，中部复叶二回三出，小叶矩形或披针形，枝梢的渐小或成单叶。花大且美，有芳香，花生枝顶或生于叶腋，花瓣呈白、粉、红或紫色。

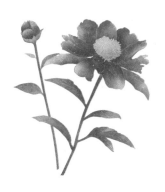

生境分布

芍药生长于山川河谷地带或土丘陵墓之上，主要分布于东北、华北、陕西及甘肃南部等地，在四川、贵州、安徽、山东、浙江等地也有生长。

性味	性微寒，味苦。
功效	清热凉血。用于治疗温毒发斑，血滞经闭，跌打损伤，目赤肿痛等症。
使用禁忌	血虚无瘀者、痈疽已溃者忌服。不宜与藜芦同服。

实用良方

—— 方一 ——

配方： 赤芍 12 克，川芎、红花各 10 克，葛根 20 克，鸡血藤、丹参各 30 克。

用法： 水煎服，每日 1 剂，每日 1 次。

主治：半身不遂，舌有瘀点。

配方：赤芍、香附、乌药、当归各 10 克，延胡索 6 克。

用法：水煎服，每日 1 剂。

主治：痛经。

配方：赤芍 40 克，当归、全蝎各 10 克，蜈蚣 2 条。

用法：水煎服，每日 1 剂。

主治：三叉神经痛日久不愈。

牡丹皮

别名　粉丹皮、丹皮、牡丹根皮

植物形态

　　牡丹皮为毛茛科植物牡丹的干燥根皮。牡丹主根粗长。叶为二回三出复叶，小叶卵形或广卵形，顶生小叶片通常三裂。花大型，白色、红色或浅紫色。聚合蓇葖果，表面密被黄褐色短毛。根皮圆筒状或槽状，外表灰棕色或紫褐色，有横长皮孔及支根痕。去栓皮的外表粉红色，内表面深棕色，并有多数光亮细小结晶附着。质硬脆，易折断。

生境分布

　　牡丹生长于向阳之地、土壤肥沃之处，庭园栽培为主。牡丹皮主要以安徽、四川产者为佳。

性味	性微寒，味苦、辛。
功效	清热凉血，活血化瘀。用于治疗发斑，阴虚内热，无汗骨蒸，经闭痛经，跌打损伤等症。
使用禁忌	血虚寒证者、孕妇及月经量过多者忌服。

实用良方 ••••

─方一─

配方：牡丹皮、芒硝各9克，大黄18克，桃仁12克，冬瓜子30克。

用法：水煎服，每日1剂，每日1次。

主治：腹痛便秘。

─方二─

配方：牡丹皮15克，生地、赤芍、板蓝根、黄芩各9克。

用法：水煎服。

主治：传染性热病发斑。

─方三─

配方：牡丹皮、柴胡、当归、白芍、白术、栀子各9克，茯苓12克，炙甘草5克，薄荷2克，煨生姜2片。

用法：水煎服，每日1剂，每日1次。

主治：头痛目涩，月经不调。

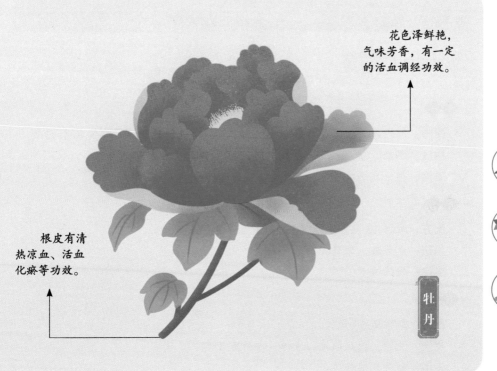

花色泽鲜艳，气味芳香，有一定的活血调经功效。

根皮有清热凉血、活血化瘀等功效。

牡丹

第二章　清热药类

081

蛇莓

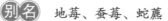 别名 地莓、蚕莓、蛇蘑

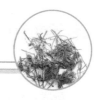

植物形态

蛇莓为蔷薇科植物，以全草入药。全体密生白色柔毛。根须状，淡黄色。茎细长，匍匐，节节生根。叶互生，叶柄长，托叶狭卵形或广披针形，叶片菱状卵形或倒卵形，边缘有钝圆锯齿。花黄色。瘦果小，聚生在膨大球形花托上，成熟时红色。

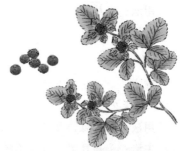

生境分布

蛇莓多生长于山坡、草地、路旁或沟边，全国各地均有分布。

性味	性寒，味甘、苦。有毒。
功效	清热凉血，消肿解毒。用于治疗痢疾，咳嗽，破伤风等症。
使用禁忌	脾胃虚寒者忌服。

实用良方

 方一

配方： 鲜蛇莓、金银花叶各20克，凤尾草30克，地锦草、车前草各15克。

用法： 水煎，分3次服，每日1剂，连服5日。

主治： 细菌性痢疾。

 方二

配方： 蛇莓15克，去毛枇杷叶10克，蒲公英20克。

用法： 水煎服，每日1剂。

主治： 风热咳嗽。

 方三

配方： 鲜蛇莓50克。

用法： 洗净，捣烂取汁，煮沸，每次服1匙。

主治： 新生儿破伤风。

金钱草

别名 铜钱草、广金钱草、地豆公

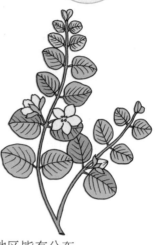

🌿 植物形态 ....

　　金钱草为报春花科植物，以全草入药。茎横卧，密被黄色短毛。小叶 1～3 枚，圆形或矩圆形如铜钱状，全缘，如叶为 3 枚时，侧生的小叶比顶生的小，先端微凹，基部呈心形，叶面无毛，叶背密被灰白色茸毛，中脉及侧脉特别多。总状花序，花冠蝶形。荚果线状长圆形，被短毛。

🌿 生境分布 ....

　　金钱草多生长于丘陵坡地、路旁或沟边，我国大部分地区皆有分布。

性味	性微寒，味辛、甘。
功效	清热解毒，祛风消肿。用于治疗痔疮，乳腺炎等症。
使用禁忌	脾虚泄泻者忌服。

🌿 实用良方 ....

方一

配方：金钱草 60 克，车前草 25 克，玉米须 20 克，海金沙 15 克。

用法：水煎服，每日 1 剂。

主治：泌尿系统结石。

方二

配方：鲜金钱草 40 克。

用法：捣烂敷患处。

主治：乳腺炎。

方三

配方：鲜金钱草 100 克。

用法：水煎服，每日 2 次，每日 1 剂。

主治：痔疮。

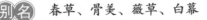

白薇

别名 春草、骨美、薇草、白幕

🌿 植物形态 ····

　　白薇为萝藦科植物白薇、蔓生白薇的干燥根及根茎。白薇的根茎短，簇生很多细长的条状根，外皮土黄色。茎直立，绿色，圆柱形，密被灰白色短柔毛。叶对生，具短柄，叶片卵形或卵状长卵形，先端短渐尖，基部圆形，全缘，两面均被有白色茸毛。花多数，呈伞形聚伞花序，深紫色。种子多数，卵圆形，有狭翼。

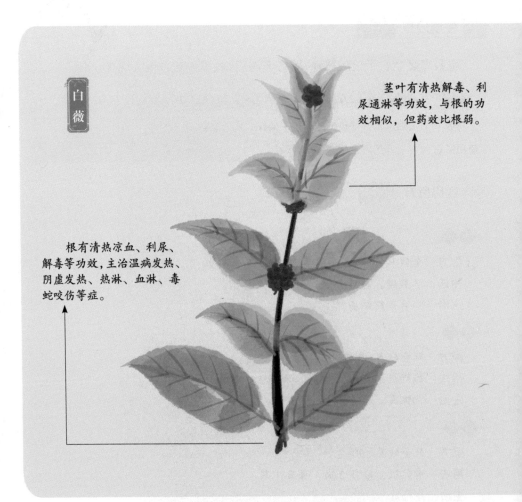

白薇

茎叶有清热解毒、利尿通淋等功效，与根的功效相似，但药效比根弱。

根有清热凉血、利尿、解毒等功效，主治温病发热、阴虚发热、热淋、血淋、毒蛇咬伤等症。

中医百草良方

生境分布 ...

白薇生长于平原的河流谷地，全国大部分地区均有分布。

性味	性寒，味苦、咸。
功效	清热凉血，利尿通淋，解毒疗疮。用于治疗阴虚感冒，发热，咳嗽，口干咽痛，盗汗等症。
使用禁忌	伤寒者、食亦不消者、泄泻不止者忌服。不宜与干姜、大黄、黄芪、大戟、大枣、干漆、山茱萸同服。

 实用良方 ...

方一

配方：白薇、青蒿、银柴胡各 10 克，鳖甲 15 克，大枣 30 克。

用法：水煎服，每日 1 剂，每日 1 次。

主治：阴虚劳热，盗汗。

方二

配方：白薇 10 克，玉竹 9 克，葱头 5 个，桔梗、薄荷各 3 克。

用法：水煎服，每日 1 剂，每日 1 次。

主治：阴虚感冒，发热，咳嗽，口干咽痛。

方三

配方：白薇 30 克，地骨皮、银柴胡、秦艽各 15 克，胡黄连、知母各 9 克，青蒿（后下）、甘草各 6 克。

用法：水煎服，每日 1 剂。

主治：损伤发热。

五 凉血除蒸

青蒿

别名 草蒿、香蒿、方溃

 植物形态 ····

　　青蒿为菊科植物黄花蒿的干燥地上部分。黄花蒿的茎直立，圆柱形，有浅纵条纹，无毛，多分枝，下部灰棕色，近木质化，上部绿色。叶互生，三回羽状细裂，叶面深绿色，背面淡绿色或淡黄绿色，密被细柔毛。花黄绿色，圆锥状，头状花序球形。瘦果极小，淡褐色。全株有特异气味，幼嫩时搓之有臭气，老后有浊香气。

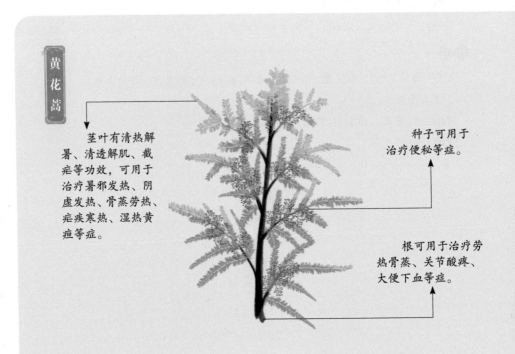

黄花蒿

　　茎叶有清热解暑、清透解肌、截疟等功效，可用于治疗暑邪发热、阴虚发热、骨蒸劳热、疟疾寒热、湿热黄疸等症。

　　种子可用于治疗便秘等症。

　　根可用于治疗劳热骨蒸、关节酸疼、大便下血等症。

中医百草良方

生境分布

黄花蒿多生长于田野、荒地、路旁，我国南、北方各地均有分布。

性味	性寒，味苦、辛。
功效	退虚热，清热解暑，截疟。用于治疗疟疾，肺结核，肾结核，小儿夏季热，感冒等症。
使用禁忌	脾胃虚寒者忌服。不宜与当归、地黄同服。

 实用良方

方一

配方：青蒿、金银花、香薷各10克，甘草3克。

用法：水煎服，每日1剂，每日1次。

主治：感冒，发热无汗。

方二

配方：青蒿、车前草各15克。

用法：水煎服，每日1剂，每日1次。

主治：小儿发热，口渴，腹泻。

方三

配方：青蒿、黄荆叶各60克，威灵仙15克。

用法：水煎2次服，每日1剂。

主治：斑氏丝虫病。

地骨皮

别名 枸杞根、杞根、枸杞根皮

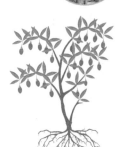

 植物形态

地骨皮为茄科植物枸杞、宁夏枸杞的干燥根皮。枸杞的枝条细长，叶片披针形或长椭圆状披针形，互生或丛生，叶腋有锐刺；开淡紫红色或粉红色的花；花冠5裂，裂片边缘无毛；成熟时呈红色，卵形或长椭圆形。果实

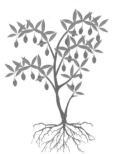

宜在夏、秋二季成熟时采，晒干备用。

枸杞常生长于田埂、宅旁、沟岸和山坡等土层深厚的地方，耐盐碱、沙荒和干旱，栽培或野生。我国北方有栽培，现在中部和南方一些地区已引种栽培。

性味	性寒，味甘。
功效	清虚热，泻肺火，凉血。用于治疗牙痛，盗汗等症。
使用禁忌	脾胃虚寒者、食少泄泻者、假热者忌服。不宜与铁同服。

实用良方

方 一

配方： 地骨皮 50 克。

用法： 日煎 2 次混匀后，每日 1 剂，连服 2 日。

主治： 牙痛。

方 二

配方： 地骨皮、银柴胡、知母、太子参各 10 克，鳖甲 6 克，黄芩、茯苓各 12 克。

用法： 水煎服，每日 1 剂，每日 1 次。

主治： 骨蒸潮热，肺结核，盗汗。

方 三

配方： 鲜地骨皮 50 克。

用法： 加入冰糖，水煎服。

主治： 虚劳潮热。

方 四

配方： 地骨皮、桑白皮各 15 克，青皮、陈皮各 6 克，甘草 3 克。

用法： 水煎服。

主治： 百日咳。

方 五

配方： 地骨皮、银柴胡各 9 克，鳖甲 12 克。

用法： 水煎服。

主治： 低热，手足心热。

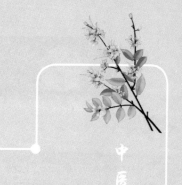

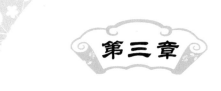

第三章

泻下药类

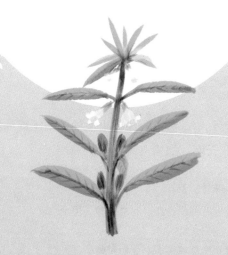

一 攻下药

番泻叶

别名 泻叶、泻叶茶、泡竹叶

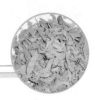

植物形态 ‥‥

番泻叶为豆科植物狭叶番泻、尖叶番泻的小叶。狭叶番泻的叶为偶状羽状复叶，具5～8对小叶，小叶具短柄；小叶片呈披针形，先端渐尖，基部稍不对称，两面疏被毛至近无毛。总状花序腋生，黄色，倒卵形，花药略呈四方形，基部呈箭形。荚果扁平长方形，背缝的顶端有一突尖，果皮厚膜质，栗棕色，边缘绿色，幼时疏被白毛，后渐脱落。种子略呈长方形而扁，凸出于果皮，清晰可见。

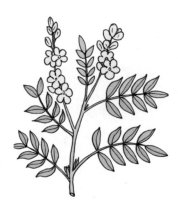

生境分布 ‥‥

狭叶番泻多为栽培，喜呈酸性或中性的砂质土或冲积土，原分布于热带，中国台湾、广西、云南、海南等地有引种栽培。

性味	性寒，味甘、苦。
功效	泻热通便，消积行滞，利水消肿。用于治疗十二指肠溃疡出血，便秘，腹胀等症。
使用禁忌	体虚者、中寒泄泻者、孕妇忌服。

实用良方 ‥‥

 方一

配方：干番泻叶8克。

用法：开水泡茶喝。

主治：老年人习惯性便秘。

配方：番泻叶 2 克，泽泻、山楂、草决明各 10 克。

用法：水煎服，每日 1 剂，每日 1 次。

主治：单纯性肥胖症。

配方：番泻叶、大黄各 5 克，枳实、厚朴各 6 克。

用法：沸水泡服。

主治：热结便秘，腹胀。

 大黄　别名　将军、黄良、火参

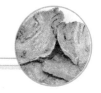

植物形态

　　大黄为蓼科植物掌叶大黄、唐古特大黄、药用大黄的干燥根及根茎。掌叶大黄的肉质根及根状茎粗壮。茎中空，叶片长宽近相等，具粗壮长柄。花小，黄白色或紫红色，圆锥状花序。瘦果矩圆形。种子棕黑色，宽卵形。

生境分布

　　掌叶大黄多生长于阴湿处，分布于西北、西南各地，南方高寒山区有栽培。

性味	性寒，味苦。
功效	泻热通便，凉血解毒。用于治疗血瘀经闭，跌打瘀痛，湿热黄疸，里急后重，淋证，水火烫伤，血热出血等。
使用禁忌	脾胃虚弱、虚寒等病症患者忌服。不可超量服用，更不可长期服用。

实用良方

配方：大黄、附子各 9 克，细辛 10 克。

用法：水煎服，每日 1 剂，每日 1 次。

主治：寒积便秘。

方 二

配方：大黄 30 克。

用法：研末，加米醋调成糊状，敷于两脚心，每次 2 小时，可用 3 次。

主治：肠胀气。

方 三

配方：生大黄 30 克。

用法：加水 250 毫升，武火煎成 200 毫升药液，饭后温服，每日 2 次。连服 3 日。

主治：复发性口疮。

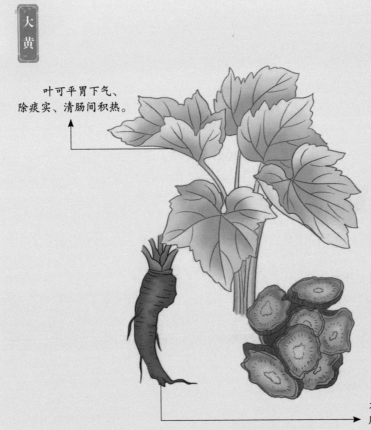

大黄

叶可平胃下气、除痰实、清肠间积热。

根富含大黄素、大黄酚及大黄酸，有清肠通便、止血消肿、利湿止泻等功效。

中医百草良方

芦荟 别名 油葱、斑纹芦荟

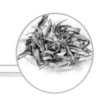

植物形态 ....

　　芦荟为百合科植物，全草可入药。芦荟的茎极短，有匍枝。叶丛生于茎上，莲座状，肉质，多汁；叶片披针形，肥厚，边缘有刺状小齿。花下垂，红黄色带斑点。蒴果三角形。室背开裂。

生境分布 ....

　　芦荟喜温暖，忌积水，适合栽培在疏松肥沃、排水良好的沙土中，我国南方各省有栽培。

性味	性凉，味苦、甘。
功效	清暑利湿，凉血解毒。用于治疗百日咳，大便不通等症。
使用禁忌	脾胃虚寒作泻者、不思食者忌服。

实用良方 ....

── 方一 ──

　　配方：芦荟叶 20 克，冰糖 10 克。

　　用法：水煎服，每日 1 剂，每日 1 次。

　　主治：百日咳。

── 方二 ──

　　配方：芦荟叶 30 克。

　　用法：将芦荟浸入自己的尿中 2 小时，取出漂洗干净。第一次用药前，先将患处用温水浸洗，使角化皮肤软化，用刀刮去角质层，然后将芦荟切去表皮，贴患处，用胶布固定，每晚睡前换 1 次药，连用 7 次。

　　主治：脚鸡眼。

── 方三 ──

　　配方：鲜芦荟 50 克，乌桕木根 15 克。

　　用法：水煎服，每日 1 剂。

　　主治：大便不通。

二 润下药

黑芝麻

别名 脂麻、乌麻子、巨子

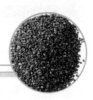

🌿 植物形态 ····

　　黑芝麻为脂麻科（胡麻科）植物芝麻的干燥成熟种子。芝麻的茎呈方形，全株被毛。叶对生，具长柄；叶片长圆形至披针形；基生叶常三裂，中部叶有齿缺，上部叶为披针形，全缘。单花腋生，白色或淡红色。蒴果长圆状圆筒形，有细毛。种子多数，黑褐色。

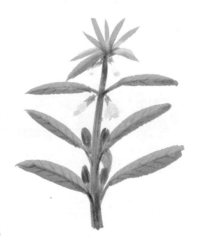

🌿 生境分布 ····

　　芝麻多为栽培，喜温暖环境，全国各地均有栽培，尤以河南、河北、安徽等地居多。

性味	性平，味甘。
功效	滋补肝肾，养血益精，润肠通便。用于治疗肝肾虚弱，耳鸣耳聋，视物昏花，须发早白，肠燥便秘等症。
使用禁忌	患有慢性肠炎者、便溏腹泻者忌服。

🌿 实用良方 ····

　　方一

　　配方：黑芝麻 30 克。

　　用法：微炒，研细粉，加入冰糖，开水冲服。

　　主治：肺燥咳嗽。

中医百草良方

配方：黑芝麻、何首乌、山茱萸各 15 克，小枸杞、生熟地、红枣、山药各 10 克，黑豆 30 克。

用法：水煎服，每日 1 剂，每日 1 次。

主治：青少年须发早白。

配方：黑芝麻 50 克。

用法：捣烂涂患处。

主治：诸虫叮咬。

郁李仁

别名　郁核、棣

植物形态

郁李仁为蔷薇科植物郁李、欧李、长柄扁桃等的干燥成熟种子。郁李的树皮呈灰褐色，有不规则纵条纹；幼枝呈黄棕色，光滑。叶互生；叶柄被短柔毛，托叶 2 枚，线形，早落；叶片通常为长卵形或卵圆形，稀为卵状披针形，先端渐尖，基部呈圆形，边缘有缺刻状尖锐重锯齿，上面呈深绿色、无毛，下面呈淡绿色，脉上无毛或有稀疏柔毛，花瓣呈白色或粉红色，倒卵状椭圆形。核果近球形，深红色，核表面光滑。

生境分布

郁李生长于荒山坡或沙丘边，分布于黑龙江、吉林、辽宁、内蒙古、河北、山东等地。

性味	性平，味辛、苦、甘。
功效	润燥滑肠，下气，利水。用于治疗津枯肠燥，食积气滞，腹胀便秘，水肿，脚气，小便不利等症。
使用禁忌	阴虚液亏者、大便不实者、孕妇忌服。

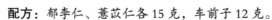

方 一

配方：郁李仁、薏苡仁各 15 克，车前子 12 克。

用法：水煎服，每日 1 剂，每日 1 次。

主治：水肿，小便不利。

方 二

配方：郁李仁、陈皮、京三棱各 50 克。

用法：捣罗为散。每服 15 克，空心煎熟水调下。

主治：风热气秘。

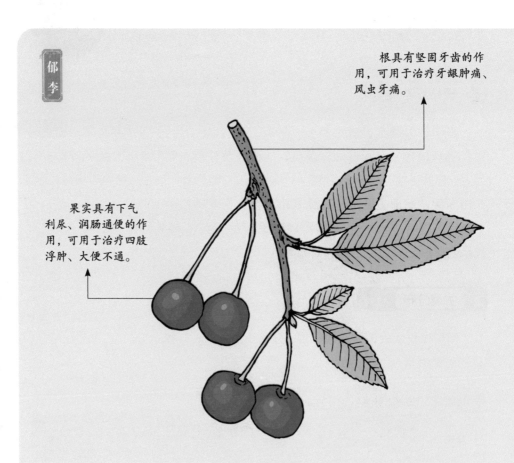

郁李

根具有坚固牙齿的作用，可用于治疗牙龈肿痛、风虫牙痛。

果实具有下气利尿、润肠通便的作用，可用于治疗四肢浮肿、大便不通。

三　峻下逐水药

芫花

 别名　赤芫、败华、头痛花、杜芫

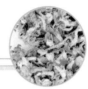

 植物形态 ····

　　芫花为瑞香科植物，干燥花蕾及根白皮（二层皮）可入药。幼枝密被淡黄色绢毛，柔韧。单叶对生，稀互生，具短柄或近无柄。叶片长椭圆形或卵状披针形，先端急尖，基部呈楔形，幼叶下面密被淡黄色绢状毛。花淡紫色或淡紫红色，聚伞花丛，顶生及腋生，通常集于枝顶。核果长圆形，白色。

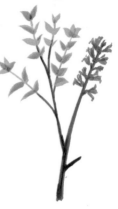

生境分布 ····

　　芫花生长于路旁及山坡林间，分布于长江流域以南及山东、河南、陕西等地。

性味	性温，味辛、苦。有毒。
功效	泻水逐饮，祛痰止咳，杀虫疗癣。用于治疗水肿胀满，二便不利，痰饮喘咳，秃疮顽癣等症。
使用禁忌	孕妇忌服，且不宜与甘草同服。

 实用良方 ····

方一

　　配方： 芫花 100 克。

　　用法： 芫花研粉，用猪脂油和匀涂抹患处，涂药前先清洗头部。每日 1 次。

　　主治： 头癣脱发。

方二

　　配方： 芫花及叶 3 克。

用法：研末1次冲服，隔日1剂，连服5剂。

主治：狂躁型精神病。

配方：芫花、生甘草各10克。

用法：水煎，乘热浸泡手足冻疮部位，每日2次。

主治：冻疮。

甘遂 别名 重泽、凌泽、主田

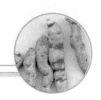

植物形态

甘遂为大戟科植物，块根可入药。全株含白色乳汁。茎直立，下部稍木质化，淡红紫色，上部淡绿色。叶互生，线状披针形或披针形，先端钝，基部宽楔形或近圆形，下部叶淡红紫色。杯状聚伞花序，顶生，稀腋生。蒴果近球形。根长纺锤形，长椭圆形或略呈球形、棒状，两端渐细，中间有时缢缩成连珠状。除去栓皮者表面呈黄白色，凹陷或缢缩处有残留栓皮，并有少数细根痕；有的棕色栓皮未除去，表面有明显的纵槽纹或少数横长皮孔。

生境分布

甘遂多生长于低山坡、沙地、田边、路旁，也可人工栽培，主要分布于陕西、山东、甘肃、河南等地。

性味	性寒，味苦。有毒。
功效	泻水逐饮，祛痰定惊，解毒消肿。用于治疗水肿胀满，痰饮积聚，风痰癫痫等症。
使用禁忌	虚寒阴水者及孕妇忌服。体弱者慎用。

实用良方

配方：甘遂3克，大黄、芒硝各9克。

用法： 水煎服，每日 1 剂，每日 1 次。

主治： 渗出性胸膜炎胸腔积液。

配方： 甘遂末 1.5 克，生大黄 15 克，枳壳 6 克。

用法： 水煎服，每日 1 剂，每日 1 次。

主治： 肠梗阻。

配方： 甘遂、枳壳、赤芍、昆布各 10 克，甘草 5 克。

用法： 水煎服，连用 1 周。

主治： 小儿睾丸鞘膜积液。

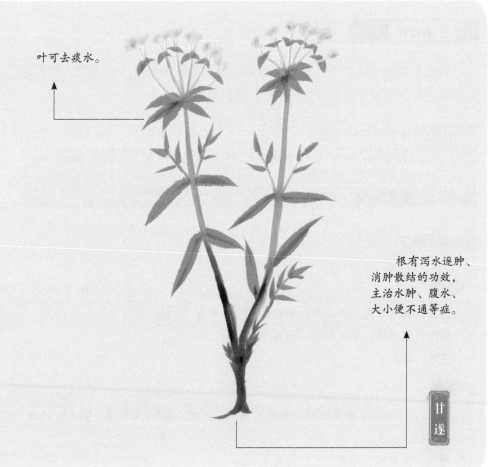

叶可去痰水。

根有泻水逐肿、消肿散结的功效，主治水肿、腹水、大小便不通等症。

甘遂

商陆 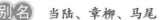 别名 当陆、章柳、马尾

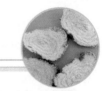

植物形态

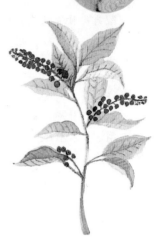

商陆为商陆科植物商陆、垂序商陆的根。商陆的根粗壮，圆锥形，肉质。茎绿色或紫红色，多分枝。单叶互生，叶片卵状椭圆形或椭圆形，全缘。总状花序，顶生或侧生，花白色或淡红色。浆果扁球形，由8个分果相接排成一圆轮，熟时紫红色，多汁。

生境分布

商陆多生长于疏林下、林缘、路旁、山沟等湿润的地方，我国大部分地区都有分布，主要分布于河南、安徽、湖北等地。

性味	性寒，味苦。有毒。
功效	逐水消肿，通利二便，解毒散结。用于治疗肝硬化腹水，急慢性肾炎水肿，疮痈，喉痹，脚气等症。
使用禁忌	脾胃虚弱者、孕妇忌服。

实用良方

配方： 商陆6克，赤小豆、车前草、冬瓜皮各30克。

用法： 水煎服，每日1剂，每日1次。

主治： 腹水。

配方： 商陆6克，黄芪20克，益母草30克，白术、茯苓、大腹皮、鳖甲各15克，炮山甲10克。

用法： 水煎服，每日1剂，每日1次。

主治： 肝硬化腹水。

配方：商陆粉、血余炭各 10 克，鲜鸡蛋 1 枚。

用法：药粉与鸡蛋清、蛋黄拌匀，煎吃，每日 2 次。

主治：消化性溃疡。

大戟 下马仙、邛钜

植物形态

大戟是大戟科植物大戟、茜草科植物红芽大戟的根。大戟的茎直立，被白色短柔毛，上部分枝。叶互生，长圆状披针形至披针形，全缘。聚伞花序顶生，雌花和雄花均无花被，花药球形。蒴果呈三棱状球形，表面有疣状凸起。全株含乳汁。

生境分布

大戟生长于路旁、山坡、荒地及较阴湿的树林下，分布于东北、华东地区及河北、河南、湖南、湖北、四川、广东、广西等地。

性味	性寒，味苦。有毒。
功效	泻下逐饮，消肿散结。用于治疗水饮泛溢，水肿喘满，胸腹积水，痰饮结聚，二便不通，痈肿，疔毒等症。
使用禁忌	虚寒阴水者、孕妇忌服，体弱者慎服。不宜与芫花、海藻、菖蒲、芦草、甘草等同服。

实用良方

配方：大戟 50 克。

用法：大戟去粗皮，烘干，研粉入胶囊，每粒 0.5 克，每次 2 粒，每日 2 次。

第三章 泻下药类

隔日 1 次，连服 7 日。

主治：慢性肾炎水肿。

配方：大戟 60 克。

用法：大戟研粉，蜂蜜调和敷患处。

主治：痈疽，瘰疬。

配方：泽泻 60 克，大戟、甘遂、芫花、葶苈子各 30 克，红枣肉适量。

用法：共研粉，捏为丸。每次 6 克，每 12 日服 1 次。

主治：肝硬化腹水。

巴豆

 别名　巴菽、刚子、老阳子

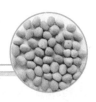

植物形态

巴豆为大戟科植物巴豆的种子，根、叶和皮亦可入药。幼枝绿色，被稀疏星状柔毛或几无毛；二年生枝呈灰绿色，有不明显黄色细纵裂纹。叶互生，叶片卵形或长圆状卵形，先端渐尖，基部圆形或阔楔形，近叶柄处有二腺体，叶缘有疏浅锯齿，两面均有稀疏星状毛，主脉三出；托叶早落。花单性，雌雄同株；总状花序顶生，蒴果长圆形至倒卵形，有三钝角。种子长卵形，淡黄褐色。

生境分布

巴豆多生长于山谷、溪边、旷野，亦有栽培，分布于四川、湖南、湖北、云南、贵州、广西、广东、福建、浙江、江苏等地。

性味	性热，味辛。有毒。
功效	泻下寒积，逐水消肿，祛痰利咽。用于治疗寒积便秘，腹满胀痛，腹水臌胀，脓成未溃等症。
使用禁忌	无寒实积滞者、孕妇及体弱者忌服。不宜与牵牛子同用。

实用良方 ....

方 一

配方：巴豆仁、大黄、干姜各 10 克。

用法：研粉，炼蜜为丸。每服 0.6 克，温开水送服。

主治：寒积便秘。

方 二

配方：巴豆仁 50 克。

用法：研末，置胶囊内。每次服 80 毫克，小儿酌减。每 5 小时用药 1 次，至畅泻为度，每 24 小时不超过 400 毫克。

主治：胆绞痛，胆道蛔虫症。

方 三

配方：巴豆皮 0.5 克。

用法：将巴豆皮与烟叶适量混合制成卷烟，成人每天吸烟 3 支。

主治：粘连性肠梗阻。

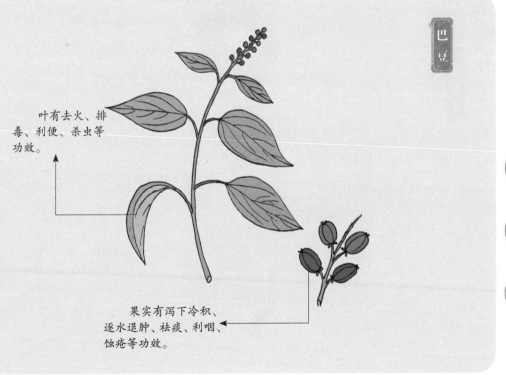

巴豆

叶有去火、排毒、利便、杀虫等功效。

果实有泻下冷积、逐水退肿、祛痰、利咽、蚀疮等功效。

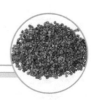

牵牛子

别名 黑丑、草金铃、狗耳草

植物形态

牵牛子为旋花科植物裂叶牵牛、圆叶牵牛的干燥成熟种子。裂叶牵牛的茎缠绕，叶互生，心脏形，叶片 3 深裂，基部呈心形或戟形，中裂片呈卵圆形，先端突尖，侧裂片呈斜卵形，先端突尖或渐尖，全缘，两面均被毛。腋生 2 ~ 3 朵花，淡紫色或蓝色，朝开午闭，花冠呈漏斗状。

生境分布

裂叶牵牛多生长于田野、路旁、庭院，亦有栽培，全国各地均有分布。

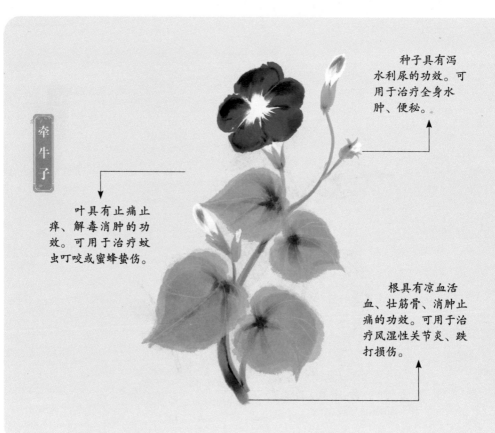

牵牛子

种子具有泻水利尿的功效。可用于治疗全身水肿、便秘。

叶具有止痛止痒、解毒消肿的功效。可用于治疗蚊虫叮咬或蜜蜂蜇伤。

根具有凉血活血、壮筋骨、消肿止痛的功效。可用于治疗风湿性关节炎、跌打损伤。

性味	性寒，味苦。有毒。
功效	利水通便，祛痰逐饮，消积杀虫。用于治疗肺气壅实，痰饮喘咳，面目浮肿，二便不通等症。
使用禁忌	体质虚弱者慎用。

 实用良方 ⋯⋯

配方：干牵牛子 30 克。

用法：研细末，每晚临睡前取适量，鸡蛋白调匀，涂擦面部有雀斑处，第二天用清水洗净。连用 7 周。

主治：雀斑。

配方：牵牛子、石菖蒲各 250 克，枯矾 120 克，龙骨、地龙各 30 克。

用法：共研粉，入胶囊每次 3 克，每日服 5 次。

主治：癫痫。

配方：牵牛子 6 克。

用法：烘干，研细末，每次 1 克，温开水送服，每日 3 次。

主治：大便秘结。

千金子　别名 续随子

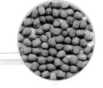

 植物形态 ⋯⋯

千金子为大戟科植物续随子的干燥成熟种子。续随子全株表面微被白粉，含白色乳汁；茎直立，粗壮，无毛，多分枝。单叶对生，茎下部叶较密而狭小，线状披针形，无柄；往上逐渐增大，茎上部叶具短柄，叶下部呈线状披针形，基部略呈心形而多少抱茎，全缘。花黄绿色，总花序顶生，呈伞状。蒴果近球形。种子椭圆形或倒卵形，表

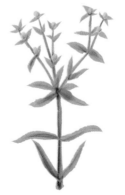

面灰褐色或灰棕色，有不规则网状皱纹及褐色斑点，一侧有纵沟状种脐，上端有圆形突起的合点，基部偏向种脊处有类白色突起的种阜，常已脱落，留下圆形点状疤痕。

生境分布

续随子以栽培为主，一般野生于田边，分布于河南、浙江、河北、四川、辽宁、吉林等地。

性味	性温，味辛。有毒。
功效	逐水消肿，解毒杀虫。用于治疗慢性咽炎，毒蛇咬伤等症。
使用禁忌	脾胃虚弱者、大便溏泄者、孕妇忌服。

实用良方

方一

配方：千金子30克，参三七15克。

用法：共研细末，1剂分3次，醋调敷于颈部喉结上方凹陷处，经常使醋保持湿润。

主治：慢性咽炎。

方二

配方：千金子30粒。

用法：捣烂，用米泔水调服。

主治：毒蛇咬伤。

方三

配方：千金子3粒。

用法：去壳杵碎，放在胶布上，贴于阿是穴，每日更换。

主治：风湿痹痛，跌打损伤。

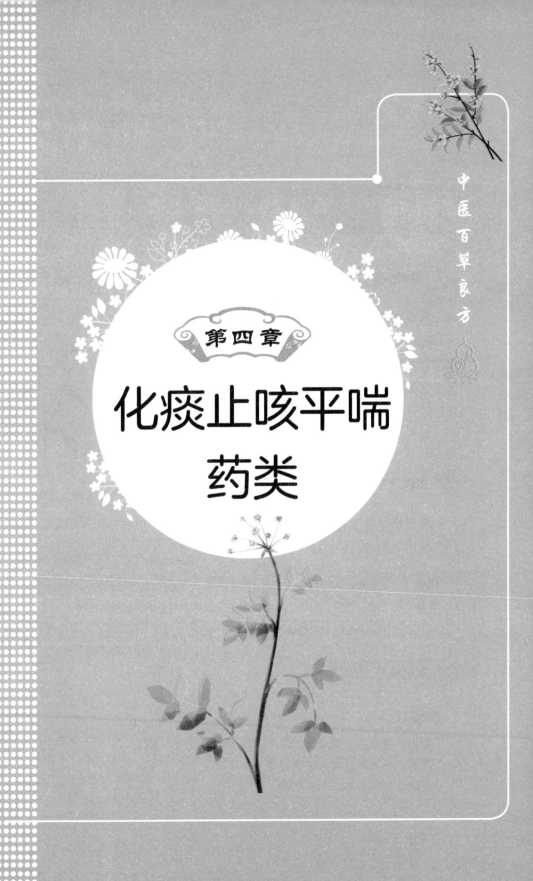

第四章

化痰止咳平喘药类

一 温寒化痰

旋覆花

别名 滴滴金、金钱花、夏菊、金沸草

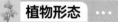 **植物形态**

　　旋覆花为菊科植物旋覆花、欧亚旋覆花的干燥头状花序。旋覆花的茎直立，有细纵棱和长伏毛，根茎粗壮。单叶，互生，无叶柄；叶片长圆形或长圆状披针形，叶面有疏毛或近无毛，叶背有伏毛和腺点。花小，黄色，头状花序生枝顶，排成伞房状；总苞半球形；边缘为舌状花，舌片黄色，线形；中央为管状花。果实圆柱形，顶端有短柔毛。

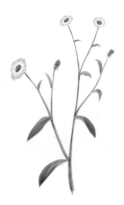

生境分布

　　旋覆花多生长于山坡、路旁、田边或河边湿地，主要分布于东北、华北、西北及华东等地。

性味	性微温，味苦、辛、咸。
功效	消痰，降气，软坚，行水。用于治疗胸闷气急，脚趾缝湿痒等症。
使用禁忌	阴虚痨嗽者、风热燥咳者忌服。

实用良方

 方一

　　配方：旋覆花、桑白皮、紫苏子各10克，杏仁6克。
　　用法：水煎服，每日1剂，每日1次。
　　主治：咳嗽痰喘，胸闷气急。

配方：鲜旋覆花 50 克，食盐 5 克。

用法：洗净，晾干，加食盐捣烂，外敷患处。

主治：脚趾缝湿痒。

配方：旋覆花、生姜、党参、半夏各 10 克，甘草 6 克，代赭石 20 克，大枣 4 枚。

用法：水煎服，每日 1 剂，每日 1 次。

主治：胃气虚弱，噫气呕吐，痰湿内阻。

半夏　 地文、守田、水玉、和姑

植物形态 ····

半夏为天南星科植物，块茎可入药。地下块茎呈球形。基生叶三出复叶，小叶椭圆状披针形，常在三片小叶联合处和叶柄下部内侧生一珠芽。肉穗花序，为绿色佛焰苞包围，两性花，花序先端附属物细长，伸出苞外。浆果卵圆形，顶端尖。夏、秋采块茎，放于筐内，浸入水中除去外皮，洗净晒干，即为生半夏。

生境分布 ····

半夏生长于山坡湿地、林边、田野、溪谷草丛中，亦有栽培，全国大部分地区都有分布。

性味	性温，味辛。有毒。
功效	燥湿化痰，降逆止呕，消痞散结。用于治疗痰多咳喘，痰饮眩悸，风痰眩晕，痰厥头痛，呕吐反胃，胸脘痞闷，梅核气等症。
使用禁忌	一切血证及阴虚燥咳、津伤、口渴者忌服。孕妇慎服。

实用良方 ····

配方：半夏 10 克，生姜 2 片。

用法：水煎服，每日 1 剂，每日 1 次。

主治：伤风咳嗽，胃寒呕吐。

配方：半夏、陈皮、茯苓各 10 克，甘草 6 克。

用法：水煎服，每日 1 剂，每日 1 次。

主治：慢性支气管炎。

配方：半夏 30 克。

用法：香油炒，研为末，用粥制丸如梧桐子大。每服 35 丸，姜汤下。

主治：湿痰喘急，心痛。

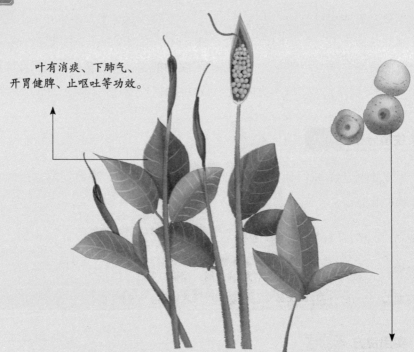

半夏

叶有消痰、下肺气、开胃健脾、止呕吐等功效。

块茎主治伤寒寒热、胸胀咳逆等症。

中医百草良方

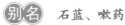 白前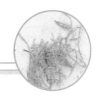

别名 石蓝、嗽药

植物形态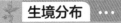

白前为萝摩科植物柳叶白前、芫花叶白前的干燥根茎及根。柳叶白前的根茎匍匐。茎直立，单一，下部木质化。单叶对生，具短柄；叶片披针形至线状披针形，先端渐尖，基部渐狭，边缘反卷；下部的叶较短而宽，顶端的叶渐短而狭。聚伞花序腋生，花冠紫色。种子多数，顶端具白色细茸毛。

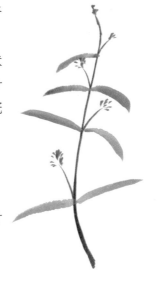

生境分布

柳叶白前多生长于山谷湿地和水旁，分布于甘肃、江苏、安徽、浙江、湖南、贵州、江西、福建、广东、广西等地。

性味	性微温，味辛、甘。
功效	降气，化痰，止咳。用于治疗感冒，咳嗽，烧伤等症。
使用禁忌	咳嗽气逆者、气虚者忌服。胃病患者、出血倾向者慎服。

实用良方

方一

配方：白前、桔梗、荆芥各10克，甘草5克。

用法：水煎服，每日1剂，每日1次。

主治：感冒，咳嗽，痰多。

方二

配方：白前、桔梗、百部、紫菀各9克，陈皮、荆芥各6克，甘草3克。

用法：水煎服，每日1剂，每日1次。

主治：外感咳嗽，咯痰不畅。

第四章 化痰止咳平喘药类

方三

配方：白前、紫草各 30 克，白芷 20 克，忍冬藤 25 克，冰片 0.5 克。

用法：共研细粉，用香油调敷患处。

主治：烧伤。

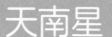

天南星

别名 虎膏、虎掌、鬼蒟蒻

植物形态 · · ·

天南星为天南星科植物天南星、异叶天南星、东北天南星的干燥块茎。天南星的块茎呈扁球形，外皮黄褐色，生有须根，叶从叶芽苞内抽出，绿色，杂有褐色或赤色斑纹；小叶片呈辐射状排列，条形、披针形，先端渐尖，并延长为丝状。肉穗花序从叶柄下部抽出。果序圆柱形，如玉米棒，果实红色。

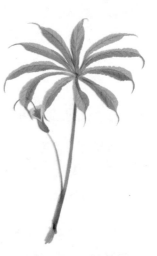

生境分布 · · ·

天南星多生长于阴湿沟边，山坡林下石缝中，全国大部分地区均有分布。

性味	性温，味苦、辛。有毒。
功效	燥湿化痰，祛风止痉，散结消肿。用于治疗湿痰咳嗽，口眼歪斜，半身不遂，癫痫，破伤风等症。
使用禁忌	阴虚燥咳者、血虚动风者、孕妇忌服。不宜与附子、干姜、生姜同服。

实用良方 · · ·

方一

配方：天南星 30 克。

用法：捣烂，用醋调。于晚间外敷足心，男左女右。

主治：小儿流涎。

配方：生天南星 60 克。

用法：研为细粉，浸入食醋中 5 日，外搽患处，每天 3 次。

主治：消炎止痛，腮腺炎。

配方：生天南星、半夏各 12 克，桂枝、茯苓、泽泻、白术各 15 克，猪苓 20 克。

用法：水煎服，每日 1 剂，每日 1 次。连服 5 剂。

主治：内耳性眩晕病。

皂荚

别名 皂角、鸡栖子、乌犀、悬刀

植物形态 •••

皂荚为豆科植物，荚果、籽、刺均可入药。皂荚的树枝、树干上有圆筒状分枝的坚硬针刺，小枝有细毛。偶数羽状复叶互生，小叶有 8～14 枚；小叶互生，极接近，叶片卵形、矩圆形或披针形。花淡黄绿色。荚果扁长而微弯，形似镰刀，厚木质，两面突起，紫黑色，有光泽。

生境分布 •••

皂荚多生长于路边、村庄附近，多为栽培，全国大部分地区有分布。

性味	性温，味辛、咸。有小毒。
功效	祛痰，通窍开闭，散结消肿。用于治疗咳喘胸闷，中风口噤，癫痫，喉痹等症。
使用禁忌	孕妇忌服。

实用良方 •••

配方：皂荚 30 克。

用法：烘干研末，加蜂蜜搓成小条，塞入肛门，片刻可通。

主治：大便不通。

配方：皂荚 20 克。

用法：放铁锅内，火煅存性，碾细为末。1~2 岁小儿每天服 1 克，3 岁以上小儿每天服 2 克。用糖拌吞服。

主治：小儿泄泻。

配方：皂荚籽 200 粒，陈醋 500 克，红糖 6 克。

用法：皂荚同陈醋、红糖放入砂锅内浸 1 周，上火熬干，皂荚籽微黄时研为细粉，分 20 包。每日 1 次，每次 1 包。

主治：淋巴结结核。

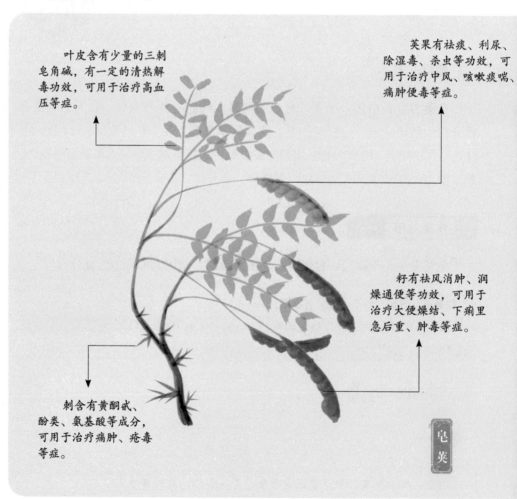

叶皮含有少量的三刺皂角碱，有一定的清热解毒功效，可用于治疗高血压等症。

荚果有祛痰、利尿、除湿毒、杀虫等功效，可用于治疗中风、咳嗽痰喘、痈肿便毒等症。

籽有祛风消肿、润燥通便等功效，可用于治疗大便燥结、下痢里急后重、肿毒等症。

刺含有黄酮戌、酚类、氨基酸等成分，可用于治疗痈肿、疮毒等症。

皂荚

二　清热化痰

前胡

 别名　白花前胡、鸡脚前胡

植物形态 ⋯⋯

　　前胡为伞形科植物白花前胡、紫花前胡的干燥根。白花前胡的根直生，圆锥形，有少数分枝，根头处存留多数棕褐色枯鞘纤维。茎直立，圆柱形，上部分枝，被短柔毛，下部无毛。基生叶有长柄，基部扩大成鞘状抱茎；叶片宽，三角卵形，三出式二至三回羽状分裂，两面中脉上有短柔毛，边缘有粗锯齿；茎生叶和基生叶相似，较小，项端叶片简化，但叶鞘宽大。复伞形花序项生或侧生，白色。果实卵状椭圆形。

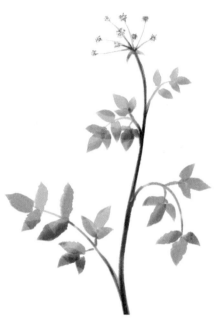

生境分布 ⋯⋯

　　白花前胡多生长于向阳山坡和草丛中，分布于山东、陕西、江苏、安徽、浙江、江西、福建、湖北、湖南、广西等地。

性味	性微寒，味苦、辛。
功效	疏散风热，降气化痰。用于治疗外感风热、肺热痰郁、咳喘痰多、胸膈满闷等症。
使用禁忌	脾胃虚寒者、大便溏薄者、素体阳虚者、肾阳虚衰者、老人及婴幼儿不宜大量服用。

—方 一—

配方： 甘草3克，前胡、桔梗、黄芩各5克，连翘、板蓝根、蒲公英、夏枯草各10克。

用法： 水煎服，每日1剂，每日1次。

主治： 急性扁桃体炎。

—方 二—

配方： 前胡、杏仁、防风、牛蒡子、紫菀各10克，甘草6克。

用法： 水煎服，每日1剂。

主治： 感冒咳嗽。

—方 三—

配方： 前胡、半夏、茯苓、旋覆花各9克，生姜3片，大枣2枚，细辛、甘草各3克，荆芥穗6克。

用法： 水煎服，每日1剂，每日1次。

主治： 外感风寒。

明党参 别名 粉沙参

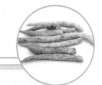

 植物形态 • • •

　　明党参为伞形科植物，根可入药。明党参的主根呈纺锤形或圆柱形，外表淡黄色或土黄色，内部白色。茎直立，平滑无毛，被粉霜，上部分枝疏展。基生叶有长柄，叶片三出式2~3回羽状全裂，一回和二回羽片均有柄，末回裂片呈卵形或宽卵形，基部呈截形或近楔形，边缘3裂或羽状缺刻；茎上部的叶缩小，呈鳞片状或鞘状。花为白色，复伞形花序顶生或侧生，果实卵圆形或卵状长圆形，有纵纹，果棱不显，油管多数；胚乳腹面深凹。

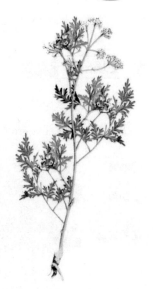

生境分布

明党参多生长于灌木林下土壤肥厚处或山坡石缝中，分布于江苏、浙江、安徽等地。

性味	性微寒，味甘、微苦。
功效	润肺化痰，养阴和胃，平肝解毒。用于治疗肺热咳嗽，呕吐反胃，食少口干，目赤眩晕，疔毒疮疡等症。
使用禁忌	脾虚下陷者、精关不固者、阴虚肝旺者、孕妇忌服。

 实用良方

方一

配方：明党参、枇杷叶、桑白皮各9克，甘草3克。

用法：水煎服，每日1剂。

主治：肺热咳嗽。

方二

配方：明党参30克，红藤20克，当归15克。

用法：水煎，滤汁，分2次服。

主治：血虚头昏。

白附子 别名 禹白附、关白附

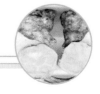

 植物形态

白附子为天南星科植物独角莲的干燥块茎。独角莲的块茎呈卵圆形或卵椭圆形，外被褐色小鳞片，块茎上端有须根。叶根生，戟状箭形，大小不等，先端渐尖，基部呈箭形，叶脉平行，侧脉伸至边缘时连成网状；叶柄呈圆柱形，肉质，绿色，常带紫色细纵条斑点；肉穗花序，顶端延长成紫色棒状附属物，不超出佛焰苞。

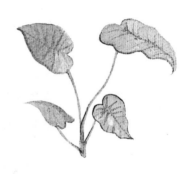

生境分布

　　独角莲多生长于林下、山涧、水沟等阴湿的地方，广泛分布于吉林、辽宁、河北、山东、河南、湖北、湖南、陕西、甘肃、四川、西藏等地。

性味	性温，味辛。有毒。
功效	祛风痰，通经络，解毒止痛。用于治疗脑血栓，面神经麻痹，癫痫，破伤风，淋巴结结核等症。
使用禁忌	孕妇忌服。

实用良方

方一

配方：白附子10克，全蝎15克，川芎、白芷、僵蚕各20克。

用法：共研末。每次2克，每日服2次，黄酒送服。

主治：偏正头痛。

方二

配方：白附子、白芷、皂角各10克。

用法：研细，每次3克，米汤调服。

主治：偏头痛。

桔梗

别名 白药、梗草、荠苨

植物形态

　　桔梗为双子叶植物，根可入药。桔梗全株光滑无毛。根肉质，圆柱形，或有分枝。茎直立，单一或分枝。叶近于无柄，生于茎中、下部的叶对生或3～4片轮生，茎上部的叶有时为互生；叶片卵状披针形，先端尖，基部楔形或近圆形，边缘有锯齿。花冠钟状，蓝紫色，花单生于茎顶，或数朵疏生于茎顶，或数朵成疏生的总状花序；蒴果倒卵形，熟时顶部5瓣裂。种子卵形。

生境分布 ....

桔梗喜坡地和山地，适宜生长于半阴半阳、疏松的土壤中，全国大部分地区均有分布，东北、华北地区产量较大。

性味	性平，味苦、辛。
功效	宣肺化痰，利咽，排脓。用于治疗咳嗽痰多，咽喉肿痛，失音，胸满胁痛等症。
使用禁忌	怒气上升者，阴虚久嗽、咳血者忌服。脾胃虚弱者慎服。忌猪肉。

实用良方 ....

方 一

配方：桔梗 20 克。

用法：焙干研为细末，黄酒冲服。

主治：急性腰扭伤。

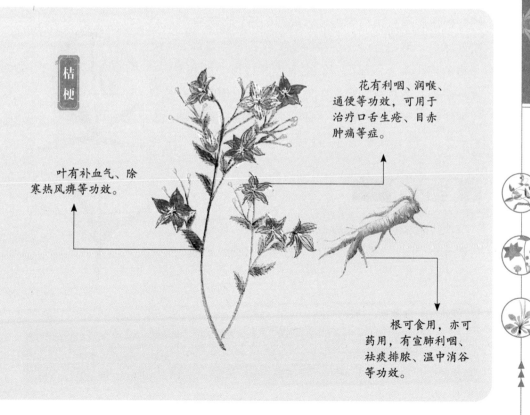

桔梗

花有利咽、润喉、通便等功效，可用于治疗口舌生疮、目赤肿痛等症。

叶有补血气、除寒热风痹等功效。

根可食用，亦可药用，有宣肺利咽、祛痰排脓、温中消谷等功效。

方二

配方：桔梗、白前、荆芥各10克，甘草6克。

用法：水煎服，每日1剂。

主治：感冒，咳嗽痰多。

方三

配方：桔梗15克，鱼腥草30克。

用法：水煎服，每日1剂。

主治：支气管哮喘。

川贝母

别名 叶贝母、尖贝母

植物形态

川贝母为百合科植物，鳞茎可入药。川贝母的鳞茎粗大肥厚，由鳞瓣组成；鳞瓣肉质，类圆锥形或近球形，类白色，外层鳞瓣有2枚，大小悬殊，大瓣紧抱小瓣，顶部闭合，内有类圆柱形心芽和2枚小鳞瓣。茎直立，常在中部以上有叶。单叶，叶片狭披针条形，先端渐尖，顶端多少卷曲，花单朵生于茎顶，黄色或黄绿色；花被6片。果实长圆形。

生境分布

川贝母多生长于高海拔的高山灌丛、草地中，主要分布于四川、新疆、浙江、青海、甘肃、云南、西藏等地。

性味	性微寒，味苦、甘。
功效	清热润肺，化痰止咳，解郁散结。用于治阴虚咳嗽少痰，咳痰带血，肺热燥咳，乳痈初起等症。
使用禁忌	脾胃虚寒及寒痰、湿痰者慎服。不宜与乌头类药材同服。

中医百草良方

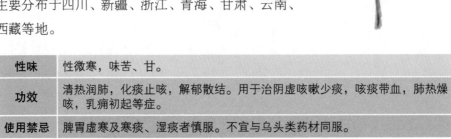

实用良方 ....

方一

配方：川贝母 10 克，海螵蛸 13 克。

用法：水煎服，每日 1 剂。

主治：胃痛吐酸水。

方二

配方：川贝母、桔梗各 6 克，冬虫夏草、梨皮各 9 克。

用法：水煎服，每日 3 次。

主治：肺虚咳嗽。

方三

配方：川贝母、紫苏子各 5 克，葶苈子 3 克，制半夏 6 克，大黄 2 克。

用法：水煎，每日分 3 次服。

主治：咳嗽，支气管炎，哮喘。

栝楼

 别名 泽姑、瓜蒌、天瓜、地楼

 植物形态 ....

栝楼为葫芦科植物栝楼、双边栝楼的干燥成熟果实。栝楼的块根较粗，长柱状，肥厚，外皮灰黄色，断面白色，肉质，富含淀粉。茎有浅纵沟。卷须生于叶腋。叶互生，叶片近圆形，掌状深 5～7 裂，边缘有疏齿或缺刻。花白，花瓣细裂成丝状；瓠果卵形，成熟时黄褐色，内有肉质瓜瓤。种子瓜子形，卵状，棕色。秋采成熟果实，置通风处阴干。

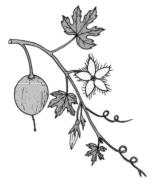

 生境分布 ....

栝楼常生长于山坡草丛、林边或阴湿山谷中，也可人工栽培。栝楼在我国大部分地区都有分布，但主要分布于河南、广西、山东、江苏、贵州、安徽等地。

第四章 化痰止咳平喘药类

121

性味	性寒，味甘、微苦。
功效	清热化痰，宽胸散结，润肠通便。用于治疗肺热咳嗽，肺痈，大便秘结等症。
使用禁忌	不宜与乌头类药材同用。

 实用良方 ····

 方 一

配方：栝楼末 30 克，梨 1 只，面粉适量。

用法：将梨挖洞，装入栝楼末，用面粉包住烧熟。每日 3 次分食，2 岁以下小儿每 2 日吃 1 只。

主治：麻疹咳嗽。

方 二

配方：鲜栝楼 1 只。

用法：栝楼去子洗净，每日 2 只水煎服，每日 1 剂，每日 1 次。

主治：胃溃疡。

方 三

配方：栝楼 30 克，石斛 9 克。

用法：水煎服，每日 1 剂，每日 1 次。

主治：经闭。

胖大海 大洞果

 植物形态 ····

胖大海为梧桐科植物胖大海的干燥成熟种子。单叶互生，革质，有光泽，卵形或椭圆状披针形，先端钝或锐尖，全缘，光滑无毛。花杂性。圆锥花序顶生或腋生，花萼呈钟状，蓇葖果船形，成熟前开裂。种子椭圆形，先端钝圆，基部略尖，外表深黄棕色或棕色，微有光泽，有不规则的细皱纹，基部具浅色的圆形种脐。外层种皮薄，质轻松，遇水膨大成海绵状。内层种皮棕黑色，先端有一黄白色圆斑。剥取内层种皮后，可见胚乳肥厚，暗棕色或灰棕色。子叶 2 片，黄色、菲薄，紧贴于胚乳。

生境分布

胖大海多生长于热带地区，分布于越南、泰国、印度尼西亚和马来西亚等国，以越南产的品质最佳。

性味	性凉，味甘、淡。
功效	清热润肺，利咽解毒，清肠通便。用于治疗咳嗽，声音嘶哑，咽喉疼痛，轻咳痰少等症。
使用禁忌	脾胃虚寒者、腹泻者忌服。

 实用良方

方一

配方：胖大海、桔梗、薄荷、蝉衣各10克。

用法：水煎服，每日1剂，每日1次。

主治：干咳无痰。

方二

配方：胖大海3粒。

用法：开水泡茶饮。

主治：急性咽炎。

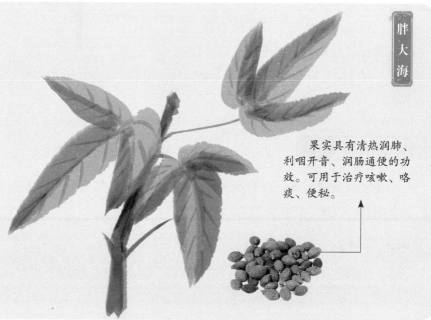

果实具有清热润肺、利咽开音、润肠通便的功效。可用于治疗咳嗽、咯痰、便秘。

胖大海

洋金花

别名 胡茄花、曼陀罗花、风茄花

植物形态

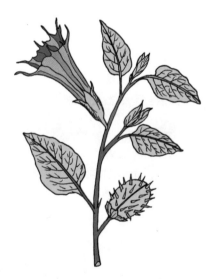

洋金花为茄科植物白曼陀罗的干燥花。白曼陀罗全株近于无毛，茎上部呈二歧分枝。单叶互生，上部常近对生，叶片卵形至广卵形，先端尖，基部两侧不对称，全缘或有波状短齿。花单生于枝的分叉处或叶腋间；花萼筒状，黄绿色，先端5裂，花冠大漏斗状，白色，有五角棱，各角棱直达裂片尖端；雄蕊5枚，贴生于花冠管；雌蕊1枚，柱头棒状。蒴果表面具刺，斜上着生，成熟时由顶端裂开，种子宽三角形。花黄棕或灰棕色，常干缩成条状，花萼筒状。完整的花冠浸软后展开，呈喇叭状，顶端5浅裂，裂开顶端有短尖。质脆易碎，气特异，味微苦。

生境分布

白曼陀罗多为栽培，亦有野生，全国大部分地区均有分布，主要分布于江苏、浙江、福建、广东等地。

性味	性温，味辛。有毒。
功效	平喘止咳，镇痛解痉。用于治疗哮喘，慢性气管炎及支气管哮喘等症。
使用禁忌	体弱者、孕妇及儿童忌服。

中医百草良方

实用良方

方一

配方：洋金花 40 克，法半夏 24 克，火硝 3 克，川贝母 30 克，泽兰 18 克，款冬花 15 克。

用法：共研细末，装瓶封固，隔水炖 1 小时，风干，取少许掺烟丝中，点燃后吸之。

主治：哮喘。

方二

配方：洋金花 0.5 克，麝香 0.3 克，雄黄、辛夷、牙皂各 1.5 克，冰片 1 克。

用法：共研末，取少许吹鼻内。

主治：胸痛，心绞痛发作。

款冬花

 款冻、颗冻、氐冬

 植物形态

款冬花为药菊科植物款冬的花蕾。款冬的叶基生，具长柄；叶片圆心形，先端近圆或钝尖，基部心形，边缘有波状疏齿，下面密生白色茸毛。款冬花冬季先叶开放，花淡紫褐色，花茎数个，被白茸毛；鳞状苞叶椭圆形，头状花序单一顶生，黄色，外具多数被茸毛的总苞片，边缘具多层舌状花，雌性；中央管状花两性。瘦果长椭圆形，具纵棱，冠毛淡黄色。

生境分布

款冬栽培或野生于河边、沙地，分布于河北、河南、湖北、四川、山西、陕西、甘肃、内蒙古、新疆、青海，西藏等地。

性味	性温，味辛、微苦。
功效	润肺下气，化痰止咳。用于治疗肺虚久咳，咳嗽咳血等症。
使用禁忌	阴虚痨嗽者忌服。畏贝母、辛夷、麻黄、黄芩、黄连、黄芪、青葙。

实用良方 ····

 方 一

配方：款冬花、党参各 5 克，五味子 3 克，罂粟壳 1 克。

用法：开水浸泡，代茶常饮。

主治：久咳不已，气少懒言，痰少清稀。

方 二

配方：款冬花、射干、制半夏、紫菀各 10 克，麻黄 6 克。

用法：水煎服，每日 1 剂，每日 1 次。

主治：喘咳痰多，喉痒。

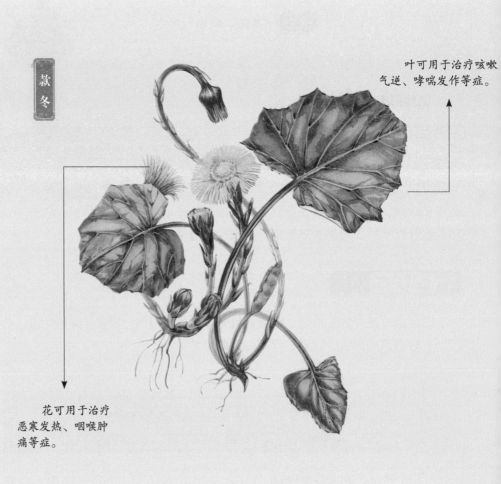

款冬

叶可用于治疗咳嗽
气逆、哮喘发作等症。

花可用于治疗
恶寒发热、咽喉肿
痛等症。

中医百草良方

枇杷叶

别名 巴叶、杷叶、芦桔叶

植物形态

　　枇杷叶为蔷薇科植物枇杷的叶子。枇杷的茎直立，小枝粗壮，被锈色茸毛。单叶互生，革质，长椭圆形至倒卵状披针形，先端短尖，基部楔形，边缘有疏锯齿，上面深绿色有光泽，下面密被锈色茸毛。顶生圆锥花序，淡黄白色。果实卵形、椭圆形或近圆形，熟时橙黄色。全年采叶，鲜用或晒干，用时刷去叶背面的茸毛。

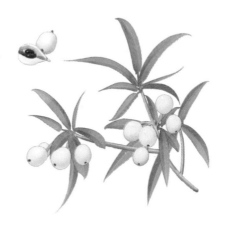

生境分布

　　枇杷多栽种于坡地或村边平地，分布于陕西、甘肃、河南、江苏、安徽、浙江、江西、福建、中国台湾、湖南、湖北、广东、广西、四川、贵州、云南等地。

性味	性平，味苦。
功效	清肺止咳，降逆止呕。用于治疗肺热咳喘，胃热呕逆，热烦口渴等症。
使用禁忌	胃寒呕吐者、肺感风寒咳嗽者忌服。

实用良方

方一

　　配方： 鲜枇杷叶（去毛）30克，淡竹叶15克。

　　用法： 水煎服，每日1剂。

　　主治： 声音嘶哑。

方二

　　配方： 枇杷叶（去毛）、陈皮各20克，榕树叶30克。

　　用法： 水煎，分2次服，每日1剂。

主治： 感冒咳嗽。

方 三

配方： 去毛枇杷叶 20 克，酢浆草 30 克，野菊花、大青叶各 15 克。

用法： 水煎服，每日 1 剂，连服 3 剂。

主治： 风热感冒，咳嗽痰稠。

  银杏、鸭脚子

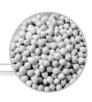

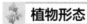 **植物形态** ···

　　白果为银杏科植物银杏的果实。银杏的树皮呈灰色。枝有长、短两种，叶在短枝上簇生，在长枝上互生。叶片扇形，顶端 2 浅裂，边缘呈波状或不规则的浅裂，叶脉略为放射叉状，叶柄长。花单性异株，淡绿色。种子核果状，黄白色，倒卵形或椭圆形，微具白粉；内种皮坚硬，种仁肉质，白色。10~11月采成熟果实，捣去外种皮，晒干。秋季采叶，晒干。

生境分布 ···

　　银杏适应性较强，在多种土壤中都能生长，尤以湿润肥沃、排水良好的土壤生长最好，全国大部分地区都有栽培。

性味	性平，味苦、涩。有小毒。
功效	敛肺定喘，止带缩尿。用于治疗痰多喘咳，妇女带下，遗精，白浊，尿频，遗尿等症。
使用禁忌	忌生食，且熟食不宜过量。

实用良方 ···

方 一

配方： 白果 4 个，蜂蜜 25 克。

用法： 水煎白果，滤汁，加蜂蜜调匀，睡前服用，连服 5 日。

主治： 哮喘。

中医百草良方

配方：白果 15 克。

用法：微火炒爆，去壳，研细末。3 岁小儿每次服 3 克，4 岁小儿每次服 4 克，5 ～ 9 岁小儿每次服 5 克，每日 2 次，开水送服。

主治：小儿遗尿症。

配方：白果 5 枚，豆浆 1 碗，白糖适量。

用法：将白果去壳、心，取肉，捣烂，调入热豆浆中，加白糖温服，每日 2 次。

主治：肺气虚引起的咯血。

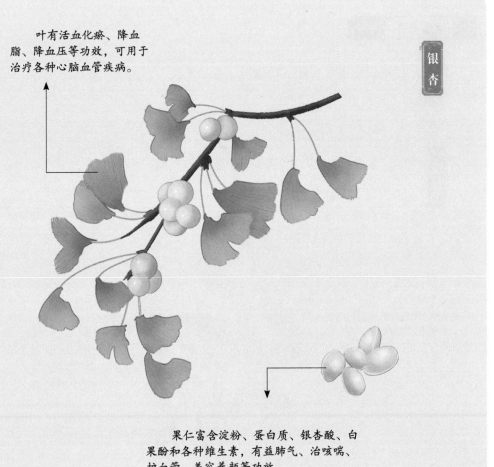

叶有活血化瘀、降血脂、降血压等功效，可用于治疗各种心脑血管疾病。

银杏

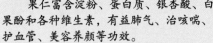

果仁富含淀粉、蛋白质、银杏酸、白果酚和各种维生素，有益肺气、治咳喘、护血管、美容养颜等功效。

百部

 别名 山百根、一窝虎、百条根

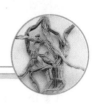

植物形态

　　百部是百部科的植物，块根可入药。块根肉质，纺锤形，黄白色，几个或数十个簇生。茎下部直立、上部蔓生状。叶4片轮生（对叶百部对生），叶柄长，叶片卵状披针形。总花梗直立，丝状，浅绿色，卵形或披针形，花开放后向外反卷，雄蕊紫色。蒴果广卵形，种子紫褐色。初春或晚秋采挖块根，洗净，去须根，沸水浸烫至刚透为度，晒干。

生境分布

　　百部生长于山坡草丛、林下和路旁，分布于江西、安徽、浙江、江苏、湖北等地。

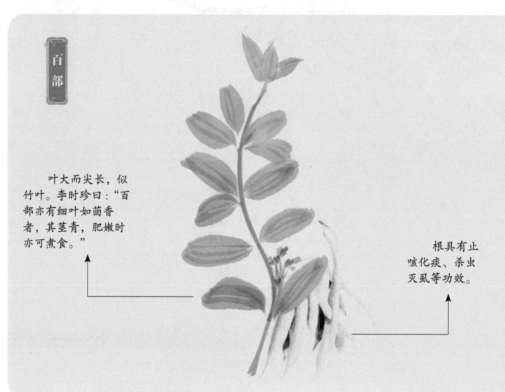

百部

叶大而尖长，似竹叶。李时珍曰："百部亦有细叶如茴香者，其茎青，肥嫩时亦可煮食。"

根具有止咳化痰、杀虫灭虱等功效。

性味	性微温，味甘、苦。
功效	润肺，下气，止咳，杀虫。用于治疗肺痰咳嗽，百日咳，头虱，体虱，蛲虫病，阴痒等症。
使用禁忌	热嗽、水亏火炎者忌服。

 实用良方 ....

 方 一

配方：百部、白前、桔梗、紫菀各9克，陈皮、荆芥各6克，甘草3克。

用法：水煎服，每日1剂，每日1次。

主治：外感咳嗽，日久不止。

方 二

配方：百部500克。

用法：加水4升煎膏。每次1匙，每日2次。

主治：肺痨咳嗽。

方 三

配方：百部300克。

用法：研细末，与蜜制丸，如梧桐子大，每日服3次，1岁以下小儿每次服3丸，2～4岁小儿每次服10丸，5～8岁小儿每次服20丸，开水送服。

主治：百日咳。

葶苈子

别名 大室、大适、丁历

 植物形态 ....

葶苈子为十字花科植物播娘蒿、独行菜的干燥成熟种子。播娘蒿为一年生或二年生直立草本，全体灰白色，被星状柔毛；茎单一，上部多分枝。叶互生，2回羽状分裂，裂片线形，先端尖。总状花序顶生；花小，花瓣黄色，匙形；雄蕊6枚。长角果线形。2室，每室有种子2列。种子长圆形而略扁，外表棕色或红棕色。

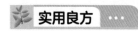

生境分布 ....

　　播娘蒿主要生长于田边路旁、山坡草地和河谷湿地，主要分布于华东、中南等地区。

性味	性寒，味辛、苦。
功效	泻肺平喘，利水消肿。用于治疗胸胁胀满，不能平卧，身面浮肿等症。
使用禁忌	肺虚喘咳者、脾虚肿满者忌服。

实用良方 ....

方 一

配方： 天茄根 2000 克，百部、车前子、葶苈子各 120 克。
用法： 制成糖浆。每次服 5 毫升，每日 3 次。
主治： 百日咳。

方 二

配方： 葶苈子 12 克，杏仁 9 克，桑皮 15 克，贝母、防己、木通各 6 克。
用法： 水煎服，每日 1 剂，每日 1 次。
主治： 尿黄赤涩，面目肿胀，唇舌紫赤。

中医百草良方

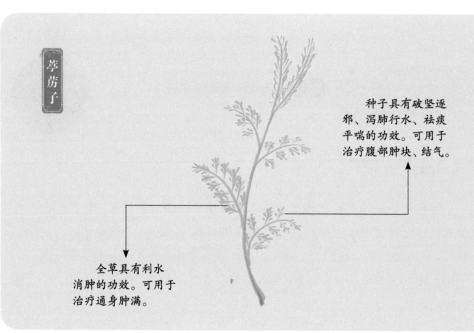

葶苈子

种子具有破坚逐邪、泻肺行水、祛痰平喘的功效。可用于治疗腹部肿块、结气。

全草具有利水消肿的功效。可用于治疗通身肿满。

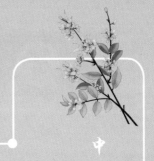

第五章

消食理气药类

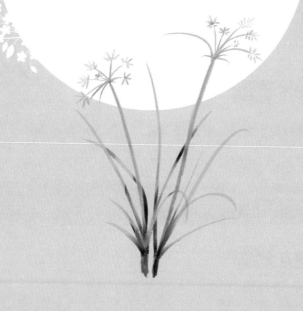

一 消食

麦芽

 别名 麦蘖、大麦毛、大麦芽

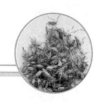

植物形态 ....

麦芽为禾本科植物大麦的成熟果实的芽。秆粗壮，直立，光滑无毛。叶鞘大多疏松裹茎，有时基生叶的叶鞘疏生柔毛；叶鞘先端两侧具弯曲钩状的叶耳；叶舌小，膜质；叶片扁平，长披针形，上面粗糙，下面较光滑。穗状花序圆筒状或四方形，通常无柄；内外颖均为线形或线状披针形，微被短柔毛，先端具一由中脉延长而成的短芒；内稃与外稃等长，较狭，柱头羽状。颖果成熟后与内外稃愈合。

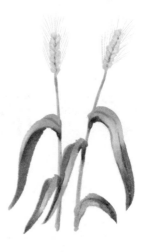

生境分布 ....

大麦多种植于温带、亚北极地区，全国各地有栽培。

性味	性平，味甘。
功效	行气消食，健脾开胃，回乳消胀。用于治疗食积不消，脘腹胀闷等症。
使用禁忌	无积滞、脾胃虚者不宜使用。

实用良方 ....

 方一

配方： 生麦芽100克。

用法： 水煎服，每日1剂，每日1次。

主治： 断乳及乳汁郁积引起的乳房肿痛。

配方：生麦芽 40 克，75% 的酒精 100 毫升。

用法：浸泡 1 周，过滤后涂患处，每日早晚各 1 次。

主治：皮肤真菌感染。

配方：麦芽（烘干或微炒）30 克。

用法：研细末，每次 3 克，每日 3 次，连服 3 日。

主治：婴幼儿乳食不化。

山楂

 山楂子、红果、山里红、赤瓜子

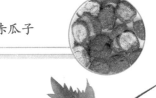

植物形态

山楂为蔷薇科植物山楂的干燥成熟果实。山楂的小枝为紫褐色，老枝为灰褐色。叶片宽卵形或三角状卵形，基部截形或宽楔形，两侧有羽状深裂片，基部一对裂片分裂较深，边缘有不规则锐锯齿。复伞房花序，花序梗、花柄都有长柔毛；花白色，萼片内外两面无毛或内面顶端有毛。梨果深红色，近球形。

生境分布

山楂多生长于山坡沙地和原野灌丛中，全国大部分地区有分布。

性味	性微温，味酸、甘。
功效	消食健胃，行气散瘀。用于治疗饮食积滞，瘀血阻滞之痛经，经闭，产后恶露不下等症。
使用禁忌	脾胃虚弱者、病后体虚者、孕妇胃酸分泌过多者忌服。

实用良方

配方：山楂、白术、神曲各 200 克。

用法：研为末，蒸饼丸，捏成梧桐子大，服 50 丸，白汤下。

主治：一切食积。

配方：炒山楂、炒麦芽、炒神曲、炒莱菔子、陈皮各 10 克。

用法：水煎服，每日 1 剂，每日 1 次。

主治：伤食腹胀，消化不良。

配方：山楂 30 克，陈皮 6 克。

用法：水煎，分 3 次服，每日 1 剂。

主治：食滞不化，肉积，乳食不消。

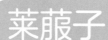 莱菔子 别名 萝卜子、卜子

植物形态 ⋯

莱菔子为十字花科植物萝卜的干燥成熟种子。萝卜的直根粗壮，肉质，长圆形或圆锥形，长短和大小差异较大，外皮白色，断面白色。基生叶和下部叶大头羽状分裂，边缘有钝齿，两面均疏生粗毛。花白色，排成总状花序生于树顶；果实圆柱形，顶端有渐尖的喙。种子卵圆形或椭圆形，稍扁，表面黄棕色、红棕色或灰棕色。

生境分布 ⋯

萝卜多为栽培，四季可种，世界各地均有种植。

性味	性平，味辛、甘。
功效	消食导滞，降气化痰。用于治疗消化不良，慢性气管炎，慢性肝炎，肠梗阻等症。
使用禁忌	不宜与胡萝卜、橘子、雪梨、苹果、葡萄、人参、地黄、何首乌等同服。

方 一

配方： 炒莱菔子、陈皮各 10 克，炒谷芽 12 克。

用法： 水煎服，每日 1 剂，每日 1 次。

主治： 胸闷腹胀。

 方 二

配方： 莱菔子、苏子、白芥子各 9 克。

用法： 水煎服，每日 3 次。

主治： 支气管哮喘。

方 三

配方： 莱菔子、神曲、山楂各 10 克。

用法： 水煎服，每日 1 剂，每日 1 次。

主治： 食积不消，胃腹饱胀。

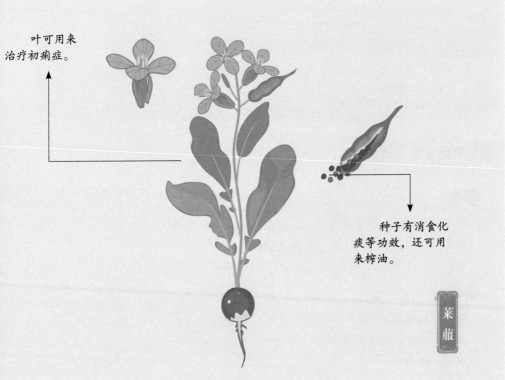

叶可用来
治疗初痢症。

种子有消食化
痰等功效，还可用
来榨油。

莱菔

梧桐子

 别名 瓢儿果、桐麻豌

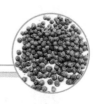

植物形态

　　梧桐子为梧桐科植物梧桐的种子。梧桐的树皮呈青色。叶互生，有掌状深裂，叶柄较长。圆锥花序顶生，花单性，淡绿色，细小。蓇葖果成熟前裂开，果瓣叶状，膜质，4～5枚向外展开。种子2～4枚，着生于果瓣的边缘。

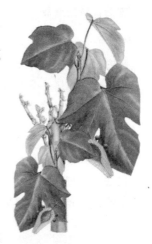

生境分布

　　梧桐喜光，适合生长于山坡、路边、宅旁等处，广泛栽培于华北、华南、西南等地，尤以长江流域居多。

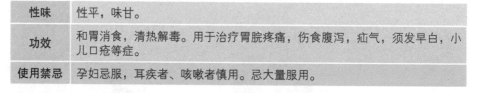

性味	性平，味甘。
功效	和胃消食，清热解毒。用于治疗胃脘疼痛，伤食腹泻，疝气，须发早白，小儿口疮等症。
使用禁忌	孕妇忌服，耳疾者、咳嗽者慎用。忌大量服用。

实用良方

配方： 梧桐子、黑芝麻各10克，何首乌20克，女贞子30克。

用法： 水煎服，每日1剂，连服25日。

主治： 头发早白。

配方： 梧桐子10克。

用法： 炒香，剥壳嚼食之。

主治： 蛔虫病。

配方： 梧桐子 15 克，冬瓜皮 50 克。

用法： 水煎服，每日 1 剂，每日 1 次。

主治： 水肿。

鸡矢藤

别名 鸡屎藤、五香藤

植物形态 ····

鸡矢藤为茜草科鸡矢藤属植物，以根或全草入药。茎缠绕攀援，全株密被灰色茸毛，茎、叶、果揉碎有鸡屎臭。叶对生，有长柄，叶片长椭圆状披针形，近腊质。夏、秋开花，圆锥状聚伞花序，生于叶腋或枝顶，花淡紫色。浆果球形，淡黄色。

生境分布 ····

鸡矢藤多生长于山坡、林缘、沟谷灌丛中或灌木上，分布于陕西、山东、江苏、安徽、江西、浙江、福建、中国台湾、中国香港、广东、广西、贵州、云南、海南等地。

性味	性平，味甘、酸。
功效	健脾消食、祛风活血、除湿消肿、解毒止痛。用于治疗皮炎，湿疹，疮疡肿毒等症。
使用禁忌	脾冷者、孕妇忌服。

实用良方 ····

配方： 鲜鸡矢藤嫩叶适量。

用法： 涂患处，每次 5 分钟，每日 3 次，连续 1 周。

主治： 神经性皮炎。

配方：鸡矢藤、薄荷、猪小肠各 30 克。

用法：水煎服，连服 1 周。

主治：慢性支气管炎。

配方：鸡矢藤、夏枯草各 15 克，臭牡丹、路路通各 10 克，六月雪 20 克。

用法：水煎，分 2 次服用，每日 1 剂。

主治：偏头痛，眉棱骨痛。

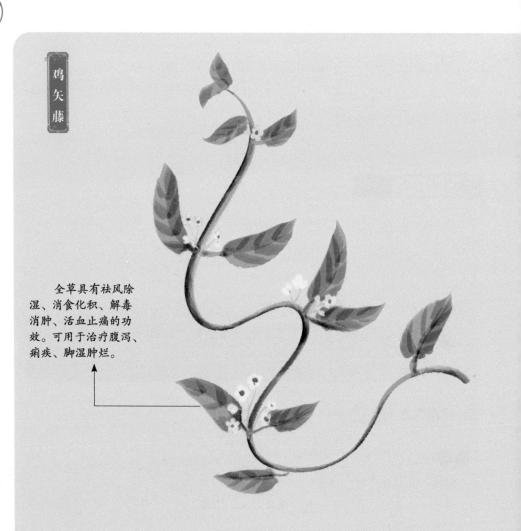

鸡矢藤

全草具有祛风除湿、消食化积、解毒消肿、活血止痛的功效。可用于治疗腹泻、痢疾、脚湿肿烂。

二 理气

玫瑰花

 别名 徘徊花、刺玫花、笔头花

 植物形态 ····

　　玫瑰花为蔷薇科植物玫瑰的干燥花蕾。玫瑰的秆粗壮，枝丛生，密生茸毛、腺毛及刺。单数羽状复叶互生；小叶 5 ~ 9 片，椭圆形至椭圆状倒卵形，先端尖或钝，基部圆形或阔楔形，边缘有细锯齿，上面暗绿色，无毛而起皱，下面苍白色，被柔毛；叶柄生柔毛及刺；托叶附着于总叶柄，无锯齿，边缘有腺点。花紫色或白色，单生或数朵簇生，单瓣或重瓣。瘦果骨质，扁球形，暗橙红色。

生境分布 ····

　　玫瑰多生长于低山丛林，亦有栽培，分布于我国中部、北部等地。

性味	性温，味甘、微苦。
功效	理气解郁，和血调经。用于治疗肝胃气痛，食少呕恶，月经不调，经前期乳房胀痛，跌打损伤等症。
使用禁忌	经期女性、便秘患者、痔疮患者忌服。

实用良方 ····

—— 方一 ——

　　配方： 玫瑰花 300 朵，冰糖 500 克。

　　用法： 玫瑰花除去心蒂，水煎取汁，适当浓缩，加入冰糖收制成膏，每日 2 次，每次 10 克。

　　主治： 肝郁吐血。

配方：玫瑰花 10 克。

用法：阴干，冲汤代茶服。

主治：肝胃气痛。

配方：玫瑰花 10 克，蚕豆花 15 克。

用法：开水冲泡，当茶饮。

主治：神经性头痛。

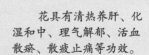

花具有清热养肝、化湿和中、理气解郁、活血散瘀、散疲止痛等功效。

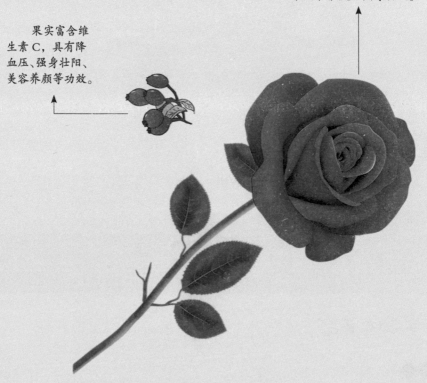

果实富含维生素 C，具有降血压、强身壮阳、美容养颜等功效。

木香

植物形态

　　木香为蔷薇科植物木香的干燥根。木香的主根粗壮，圆柱形，外表褐色；支根稀疏。根生叶三角状卵形或三角形，上面深绿色，被短毛，下面淡绿带褐色，被短毛，脉上尤著；叶柄较长。花暗紫色，花茎较高，有细棱，被短柔毛。花全为管状花，瘦果线形，先端平截，果熟时多脱落，果顶有时有花柱基部残留。

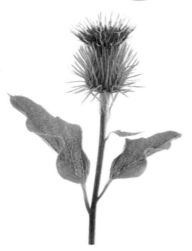

生境分布

　　木香多生长于高山草地和灌丛中，分布于陕西、湖南、四川、云南、西藏等地。

性味	性温，味辛、苦。
功效	行气止痛，健脾消食。用于治疗胸脘胀痛，泻痢后重，食积不消，不思饮食等症。
使用禁忌	阴虚津液不足者忌服。

实用良方

方一

配方： 木香、蔻仁各5克，甘草、砂仁各3克，檀香、丁香各1.5克，藿香9克。

用法： 水煎服，每日1剂。

主治： 胸腹胀痛，呕逆。

方二

配方： 木香、姜川连各5克，姜竹茹10克。

用法： 水煎服，每日1剂。

主治： 急性胃肠炎，呕吐，腹泻。

第五章 消食理气药类

方 二

配方：木香、元胡、五灵脂各9克。

用法：共研粉。每次9克，每3小时开水冲服一次。

主治：胃痛。

  别名 莎草、回头青、香附子、三棱草

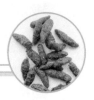

 植物形态 ····

　　香附为莎草科植物莎草的干燥根茎。莎草的根茎横生，细长，末端生灰黑色、椭圆形、具有香气的块茎（即香附）。茎直立，上部三棱形，叶基部丛生，线形，基部抱茎，全缘，具平行脉。花红褐色。果实三棱形，成熟时灰黑色，外有褐色毛。

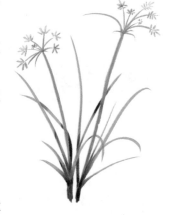

生境分布 ····

　　莎草生长于旱土、路旁、草坪上，全国大部分地区有分布，以山东、浙江产者为佳。

性味	性平，味辛，微苦。
功效	行气解郁，调经止痛，安胎。用于治疗肝郁气滞，胁肋胀痛，脘腹胀满，纳谷不香，月经不调，乳房胀痛等症。
使用禁忌	经期女性和气虚无滞、阴虚血热者忌服。

 实用良方 ····

方 一

配方：生香附50克。

用法：研粉，每次3克，每日3次。

主治：腰痛。

中医百草良方

配方： 香附（炒）18 克，益母草 40 克。

用法： 水煎去渣，冲红糖服，每日 1 剂，连服 5 日。

主治： 月经不调。

配方： 香附、当归各 15 克，艾叶 10 克。

用法： 水煎服，每日 1 剂。

主治： 气滞痛经，乳房胀痛。

乌药

别名 铜钱紫、矮樟

 植物形态

　　乌药为樟科植物乌药的干燥块根。根木质，膨大粗壮，两端小，外皮淡紫红色，剖开白色。树皮灰绿色。小枝幼时密生棕褐色毛，老则光滑。叶互生，革质，叶片椭圆形至广倒卵形，全缘，上面有光泽，下面灰白色，主脉 3 条。花黄绿色，伞形花序腋生。核果球形，成熟时黑色。

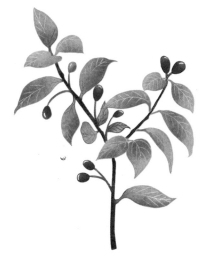

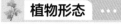 **生境分布**

　　乌药多生长于荒山灌木林、高草丛等处，长江流域及南方各地均有分布。

性味	性温，味辛。
功效	顺气止痛，温肾散寒。用于治疗行经腹痛，胃痛，月经不调，疝气等症。
使用禁忌	气虚及内热证患者忌服。孕妇及体虚者慎服。

实用良方 ....

 方 一

> 配方：鲜乌药 25 克，鲜马鞭草 30 克。
>
> 用法：水煎服，每日 1 剂，每日 1 次。
>
> 主治：妇女痛经。

 方 二

> 配方：乌药、香附各 10 克，木香 5 克。
>
> 用法：水煎服。
>
> 主治：气滞胃痛，胸腹胀痛。

方 三

> 配方：乌药、石榴皮各 15 克，香附 3 克。
>
> 用法：水煎服，每日 1 剂。
>
> 主治：消化不良。

枳实 别名 酸橙

植物形态 ....

　　枳实为芸香科植物酸橙、甜橙的干燥幼果。酸橙的茎枝具粗大腋生的棘刺，基部扁平；幼枝光滑无毛，青绿色，扁而有棱；老枝圆形。花生于二年生枝上叶腋，先叶开放，白色。柑果圆球形，熟时橙黄色，有芳香。

生境分布 ....

　　酸橙喜温暖湿润、阳光充足的环境，我国长江流域及以南各地多有栽培。

性味	性寒，味苦、辛、酸。
功效	破气消积，化痰散痞。用于治疗胃肠积滞，痞满胀痛，大便秘结，泻痢后重，痰滞气阻等症。
使用禁忌	脾胃虚弱者及孕妇慎服。虚而久病，不可误服。

方 一

配方：枳实 40 克。

用法：水煎 2 次，去渣，分 3 次，每日 1 剂。

主治：胃下垂。

方 二

配方：枳实、薤白各 10 克、厚朴 15 克，桂枝 5 克，栝楼 20 克。

用法：水煎服，每日 1 剂，每日 1 次。

主治：气结在胸，胸满胁痛。

方 三

配方：枳实 15 克，黄芪 20 克。

用法：水煎服，每日 1 剂。

主治：胃下垂，子宫脱垂。

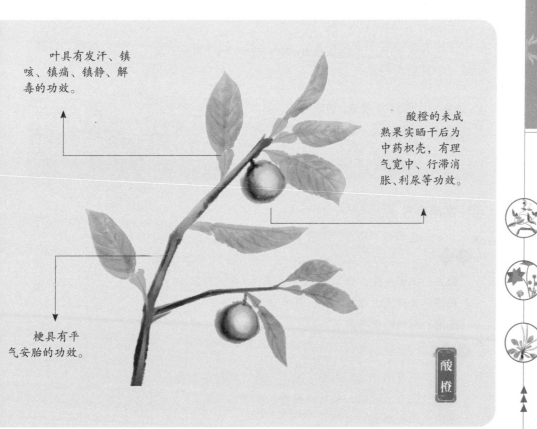

叶具有发汗、镇咳、镇痛、镇静、解毒的功效。

酸橙的未成熟果实晒干后为中药枳壳，有理气宽中、行滞消胀、利尿等功效。

梗具有平气安胎的功效。

酸橙

第五章 消食理气药类

147

沉香 别名 伽南香、奇南香

植物形态

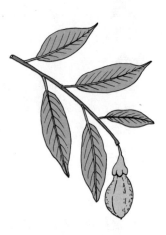

    沉香为瑞香科植物白木香含有树脂的木材。白木香的叶互生，稍带革质，椭圆披针形或倒披针形，伞形花序；无梗，或有短的总花梗，被绢状毛；花白色，与小花梗等长或较短；蒴果倒卵形，木质，扁压状，密被灰白色茸毛，基部有略为木质的宿花被。种子通常1枚，卵圆形，基部具有角状附属物，长度约为种子的2倍。

生境分布

    白木香多生长于低海拔的山地、丘陵、疏林中，分布于广东、海南、广西、福建、中国台湾等地。

性味	性微温，味辛、苦。
功效	行气止痛，温中降逆，纳气平喘。用于治疗神经性呕吐，支气管哮喘，胃痛等症。
使用禁忌	阴亏火旺者、气虚下陷者、阴虚气逆者忌服。

实用良方

    配方：沉香9克，甘草24克，香附60克，砂仁15克。

    用法：共研末，每次3克，每日2次。

    主治：胸胁痞满疼痛。

    配方：沉香末2克，木香5克，乌药、槟榔各9克。

    用法：沉香末冲服，乌药、槟榔、木香水煎服。

    主治：上气喘急。

中医百草良方

配方： 熟地 250 克，枸杞 120 克，沉香 3 克，白酒 3000 克。

用法： 浸泡 10 日，每日 10 克。

主治： 男女精血不足，腰痛，乏力。

檀香 别名 白檀、旃檀

植物形态 ....

檀香为檀香科植物檀香树干的心材。檀香是常绿寄生小灌木。树皮褐色，粗糙或纵裂。叶对生，椭圆形或卵状披针形，基部楔形，全缘，无毛；叶柄短。聚伞状圆锥花序腋生和顶生；花小，多数始为淡黄色，后变为深紫色；花被管钟形，先端 4 裂，裂片卵圆形，有 4 个蜜腺生于花被管中部；雄蕊 4 枚，与蜜腺互生。核果球形，成熟时黑色。种子卵圆形，光滑，有光泽。

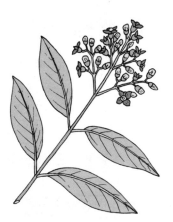

生境分布 ....

檀香为野生或栽培，分布于澳大利亚、印度尼西亚等地，我国广东、台湾、云南等地有栽培。

性味	性温，味辛。
功效	行气温中，开胃止痛。用于治疗脘腹疼痛，噎膈，呕吐等症。
使用禁忌	经期及哺乳期女性忌服。

实用良方 ....

配方： 丹参 15 克，砂仁 3 克，檀香 7 克。

用法： 水煎服，每日 1 剂，每日 1 次。

主治： 心绞痛。

第五章 消食理气药类

配方：丹参 30 克，川楝子、橘核各 10 克，檀香 6 克。

用法：水煎服，每日 1 剂。

主治：胃痛。

川楝子

 金铃子、楝子

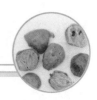

 植物形态 ...

　　川楝子为楝科植物川楝的干燥成熟果实。川楝的幼枝密被褐色星状鳞片，老时无，暗红色，具皮孔，叶痕明显。羽状复叶，每个羽片有小叶 4~5 对；具长柄；小叶对生，具短柄或近无柄，膜质，椭圆状披针形，先端渐尖，基部楔形或近圆形，两面无毛，全缘或有不明显钝齿，侧脉 12~14 对。圆锥花序，花瓣淡紫色，匙形，核果大，椭圆状球形，果皮薄，熟后淡黄色；核稍坚硬。

 生境分布 ...

　　川楝生长于杂木林、疏林或丘陵地带湿润处，我国中部和南部各地均有分布。

性味	性寒，味苦。有小毒。
功效	疏肝理气，泻火止痛，杀虫。用于治疗胸胁，脘腹胀痛，疝痛，虫积腹痛等症。
使用禁忌	实证、热证引起的喘嗽痰盛、胸膈痛闷、噎膈便秘者，体质健壮、阴虚阳亢者及儿童、孕妇等忌服。

实用良方 ...

配方：川楝子、白芍、柴胡、当归、香附各 10 克。

用法：水煎服，每日 1 剂。

主治：经来胸腹胀痛。

中医百草良方

配方： 川楝子 100 克。

用法： 研细末。每次以川楝子末 15 克调入红糖，200 毫升开水冲服，每日 1 ~ 2 次。

主治： 急性乳腺炎。

配方： 川楝子、橘核各 10 克，丹参 30 克，檀香 6 克。

用法： 水煎服，每日 1 剂。

主治： 胃痛。

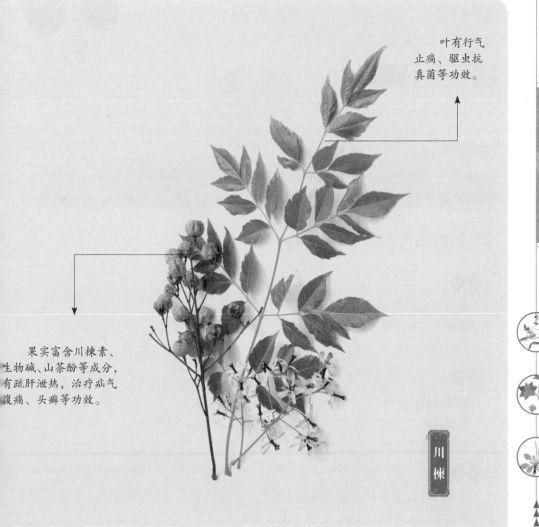

叶有行气止痛、驱虫抗真菌等功效。

果实富含川楝素、生物碱、山茶酚等成分，有疏肝泄热，治疗疝气腹痛、头癣等功效。

川楝

荔枝

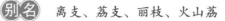

别名 离支、荔支、丽枝、火山荔

植物形态 ....

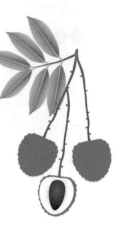

荔枝为无患子科植物，果实、果壳、叶、根皆可入药。树冠广阔，枝多弯曲。羽状复叶，互生，革质而亮绿，矩圆形或矩圆状披针形，先端渐尖，基部楔形而稍斜，全缘，新叶橙红色。花青白色或淡黄色，圆锥花序顶生，花小。核果球形或卵形，外果皮革质，有突起，熟时赤色。种子矩圆形，褐色而明亮，假种皮肉质，白色，半透明，与种子极易分离。

生境分布 ....

荔枝多栽培于果园，分布于广东、广西、福建、云南、四川等地。

性味	性温，味甘、微苦、涩。
功效	行气散结，祛寒止痛。用于治疗狐臭，呃逆不止等症。
使用禁忌	阴虚火旺者、糖尿病患者、过敏体质者慎服。不宜过多食用。

实用良方 ....

方一

配方：荔枝核 30 克。

用法：焙干，研为细末，白酒调匀。涂搽腋窝，每日 2 次。

主治：狐臭。

方二

配方：荔枝 7 个。

用法：连皮、核炒炭存性，研末，开水送服，每日 1 剂。

主治：呃逆不止。

方三

配方：去壳荔枝干 10 个，冰糖 5 克。

用法：与冰糖加水蒸服，每日 1 剂，连服 5 日。

主治：小儿遗尿。

中医百草良方

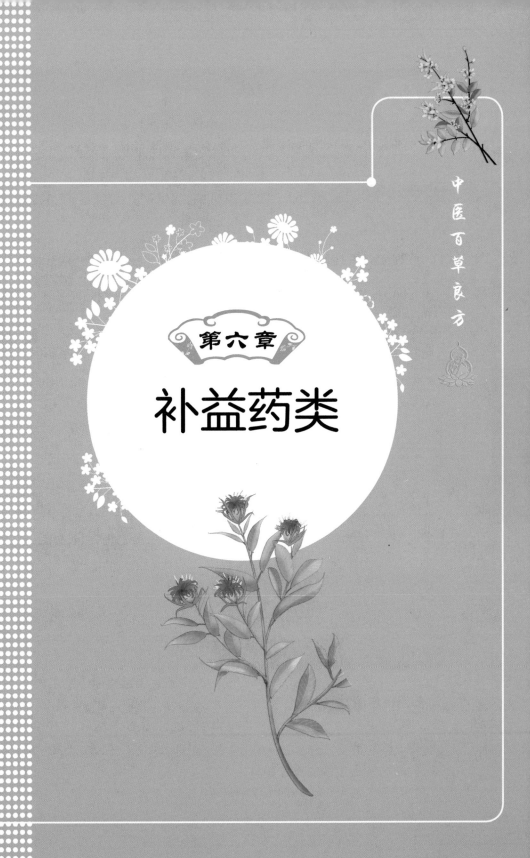

第六章

补益药类

一 补气

人参

别名 人衔、鬼盖、神草、土精、红参

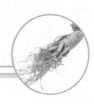

植物形态

人参为五加科植物人参的干燥根。主根肥壮、肉质，圆柱形或纺锤形，外皮淡黄色或淡黄白色，下端常分叉，顶端有根茎，俗称芦头，根茎短，直立，野生者根茎长。茎直立，单生，圆柱形，无毛。叶轮生，小叶片卵圆形、倒卵圆形或椭圆形，先端尖，基部狭，边缘有细锯齿，齿有刺状尖，叶面散生刚毛，叶背无毛。花淡黄绿色，果实扁肾形，鲜红色。种子肾形，乳白色。

生境分布

人参多为栽培，生长于理化性状好，有机物质含量高的土壤中，分布于吉林抚松、集安、靖宇、敦化、安图，辽宁桓仁、宽甸、新宾、清原，黑龙江五常、尚志、东宁，以及山东、山西、湖北等地。

性味	性微寒，味甘、微苦。
功效	大补元气，补脾益肺，安神益智。用于治疗肢冷脉微，脾肺气虚，少食泄泻，口渴乏力，惊悸失眠等症。
使用禁忌	实证、热证引起的喘嗽痰盛、胸膈痛闷、噎膈便秘者和体质健壮、阴虚阳亢者及儿童、孕妇等忌服。

实用良方

配方：人参片 30 克，白酒 1000 克。

用法：将人参片投入白酒中，密封浸泡 10 日，每次 25 毫升，每日 2 次。

主治：补虚，抗衰老。

配方：人参 10 克，酸枣仁（炒）15 克。

用法：水煎服，每日 1 剂，每日 1 次。

主治：神经衰弱，失眠，健忘。

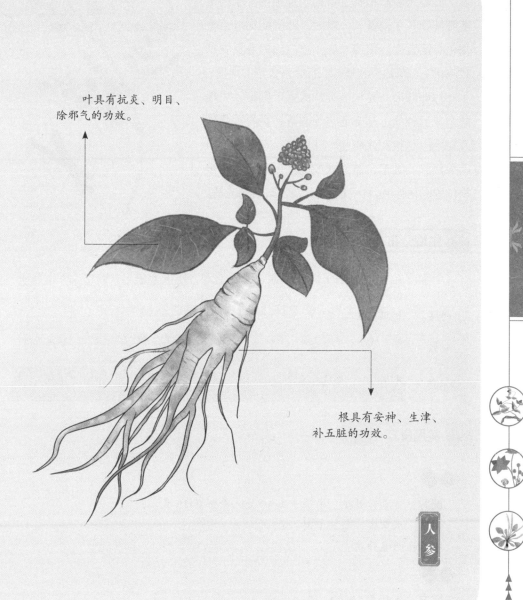

叶具有抗炎、明目、除邪气的功效。

根具有安神、生津、补五脏的功效。

人参

第六章 补益药类

甘草　 别名　美草、甜草、甜根子、棒草、灵通

中医百草良方

植物形态 ····

　　甘草为豆科植物甘草的干燥根。甘草的根茎圆柱状；主根甚长，粗大，外皮红褐色至暗褐色。茎直立，稍带木质，被白色短毛及腺鳞或腺状毛。单数羽状复叶，托叶披针形，早落；小叶片卵圆形、卵状椭圆形或近于圆形，先端急尖或近钝状，基部通常为圆形，两面被腺鳞及短毛。总状花序腋生，花密集，花萼钟形。荚果线状长圆形，镰刀状或弯曲呈环状，密被褐色的刺状腺毛。种子扁圆形或肾形，黑色光滑。

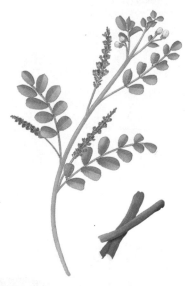

生境分布 ····

　　甘草多生长于向阳干燥的草原、砂质土地，分布于东北、华北、西北等地。

性味	性平，味甘。
功效	益气补中，祛痰止咳，调和诸药。用于治疗脾胃虚弱，气短乏力，食少便溏，心悸自汗，咳嗽气喘，咽喉肿痛等症。
使用禁忌	痢疾初作、醛固酮增多症、低钾血症患者忌服。肾病、高血压、水肿、充血性心力衰竭患者慎用。

实用良方 ····

 方一

　　配方： 甘草、桔梗、牛蒡子各10克，金银花15克。

　　用法： 水煎服，每日1剂。

　　主治： 咽喉肿痛。

 方二

　　配方： 生甘草15克。

用法：水煎代茶频饮。

主治：链霉素中毒。

—— 方三 ——

配方：甘草、制半夏、杏仁、紫菀各10克，麻黄6克。

用法：水煎服，每日1剂，每日1次。

主治：气管炎，咳嗽痰多。

 白术 别名 山蓟、山姜、山连

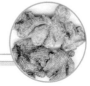

植物形态

白术为菊科植物白术的干燥根茎。茎直立。叶互生，裂片椭圆形至卵状披针形，顶端裂片最大，边缘有刺状齿，叶柄长；茎上部叶分裂或不分裂，叶柄渐短。头状花序顶生，总苞钟状，基部有羽状深裂的叶状苞片；花管状，花冠紫色。瘦果表面有黄白色茸毛，冠毛羽状。

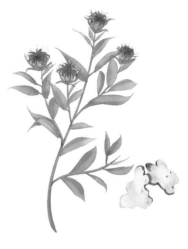

生境分布

白术多为栽培，生长于山坡草地及山坡林下，分布于浙江、安徽、湖北、湖南、江西等地。

性味	性温，味甘。
功效	健脾益气，燥湿利尿，止汗，安胎。用于治疗腹胀，泄泻，便秘，水肿，自汗，胎动不安等症。
使用禁忌	干咳带血、口燥咽干、久病伤阴、少津，湿热邪毒未清又外感热病邪实者忌服。

实用良方

—— 方一 ——

配方：生白术30克，糖适量。

用法： 研为细末，放锅上蒸，每次 3 克，每日 3 次。

主治： 儿童流涎。

配方： 白术（酒浸，九蒸九晒）、菟丝子（酒煮，晒干）各 500 克。

用法： 共研为细末，制成蜜丸。每服 15 克。

主治： 食而不化。

配方： 炒白术 90 克，枳实、砂仁、木香各 30 克。

用法： 共研粉，制为丸，每服 8 克。

主治： 脾胃虚弱，食停腹胀。

黄精

别名 黄姜、老虎姜、鸡头参、节节高

植物形态

黄精为百合科植物滇黄精、黄精或多花黄精的干燥根茎。滇黄精的茎顶端呈缠绕状。叶 4 ～ 8 轮生，线形至线状披针形，先端渐尖并拳卷。花梗着花 2 ～ 3 朵，花粉红色。浆果成熟时红色。

生境分布

滇黄精多为栽培，生长于阴湿山坡林中，分布于全国各地。

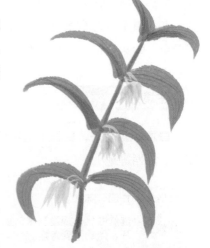

性味	性平，味甘。
功效	补气养阴，健脾润肺，益肾填精。用于治疗脾胃虚弱，体倦乏力，口干食少，肺虚燥咳，营养不良等症。
使用禁忌	咳嗽、脾虚有湿者忌服。

实用良方 ....

方 一

配方：黄精、枸杞子各15克。

用法：水煎服，每日1剂，每日1次。

主治：病后虚弱，贫血，目暗。

方 二

配方：黄精、山药、党参各30克，鸡1只。

用法：共炖烂，分3次服。

主治：脾胃虚弱，体倦乏力。

方 三

配方：黄精、百合各20克，陈皮5克。

用法：水煎服，每日1剂。

主治：肺虚咳嗽。

黄芪

别名 蜀脂、百本、独椹、黄耆

 植物形态 ....

黄芪为豆科植物蒙古黄芪、膜荚黄芪的干燥根。膜荚黄芪的主根肥厚、圆柱形，稍带木质，不易折断。嫩枝有细棱，有柔毛。叶互生，单数羽状复叶，小叶片椭圆形或长圆状卵形，顶端钝圆或微凹，叶面绿色，无毛，叶背有伏贴的白色柔毛；托叶离生，卵形，无小托叶。总状花序生于枝顶或叶腋；黄色或淡黄色，果为荚果，半椭圆形，稍扁，半透明膀胱状鼓起，顶端有刺尖，内有几粒黑色种子。

 生境分布 ....

黄芪多为栽培，生长于向阳的草地中，分布于黑龙江、内蒙古、山西等地。

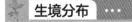第六章 补益药类

性味	性温，味甘。
功效	补益脾肺，固表止汗，利尿消肿，托毒敛疮。用于治疗脾虚倦怠，食少泄泻，肺虚喘咳，气虚自汗等症。
使用禁忌	阴虚阳亢者忌服。

实用良方 ...

配方：黄芪 15 克。

用法：水煎服，隔日 1 剂，连服 10 日。

主治：体虚自汗，感冒。

配方：黄芪 15 克，防己、白术各 10 克，甘草 3 克。

用法：水煎服，每日 1 剂，每日 1 次。

主治：面目四肢水肿，小便不利。

配方：黄芪、党参各 35 克，白酒 600 克。

用法：共密封浸泡 15 日后，酌量饮用。

主治：气虚喘咳，蛋白尿。

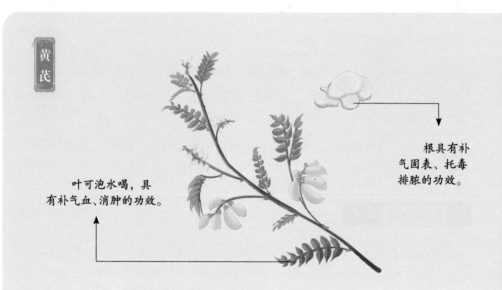

黄芪

根具有补气固表、托毒排脓的功效。

叶可泡水喝，具有补气血、消肿的功效。

二 补血

白芍

 杭芍、川芍、毫芍、白芍药

植物形态 ····

　　白芍为毛茛科植物芍药的干燥根。根肥大，圆柱形，表面黑褐色或棕黄色，茎直立，光滑无毛。叶互生，下部茎生叶，小叶片狭卵形、椭圆形或披针形，顶端尖，基部楔形，叶面无毛。开白色花，花朵大而美丽，有时有深紫色或红色斑块，数朵生于枝顶或枝端，花瓣倒卵形。果实无毛、先端钩状向外弯。根可入药，夏、秋季采挖，锅内煮至无硬心后除去外皮，或先除外皮再煮，晒干备用。

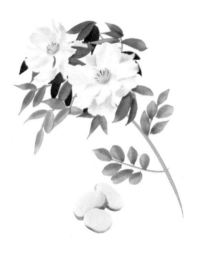

生境分布 ····

　　芍药多生长于山坡、草丛、林下，全国大部分地区有分布。

性味	性微寒，味苦、酸。
功效	柔肝止痛，平抑肝阳。用于治疗四肢拘挛疼痛，肝阳眩晕，头痛等症。
使用禁忌	阳衰虚寒者忌服。

实用良方 ····

方 一

　　配方：白芍 12 克，熟地黄、当归各 15 克，川芎 10 克。

　　用法：水煎服，每日 1 剂，每日 1 次。

主治：血虚所致月经不调，行经腹痛。

方二

配方：白芍 50 克，甘草 25 克。

用法：共研为细末。每次 30 克细末加水 120 毫升，煮沸 3~5 分钟。澄清后温服，每日两次。

主治：支气管哮喘。

方三

配方：白芍、当归各 9 克，熟地黄 15 克，川芎 6 克。

用法：水煎服，每日 1 剂，每日 1 次。

主治：血虚或阴虚月经不调。

鸡血藤　**别名**　大血藤、血风藤、猪血藤

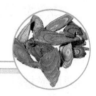

植物形态 ····

鸡血藤为豆科植物密花豆的干燥藤茎。茎无毛。小叶阔椭圆形，先端锐尖，基部圆形或近心形，上面疏被短硬毛，下面沿脉疏被短硬毛，脉腋间有细毛。花多数，排列成大型圆锥花序；萼筒状，两面被白色短硬毛，花冠蝶形，白色。荚果刀状，被绒毛，有网脉，沿腹缝线增厚。仅顶部有一粒种子。

生境分布 ····

密花豆多生长于灌木丛或林中，分布于广西、广东、云南等地。

性味	性温，味苦、甘。
功效	补血活血，舒筋活络。用于治疗血虚，月经不调，闭经，腰膝酸痛，四肢麻木，瘫痪等症。
使用禁忌	阴虚火亢者忌服。

实用良方 ....

——方一——

配方：鸡血藤 50 克。

用法：水煎冲红糖、黄酒空腹服，每日 2 次。

主治：手脚酸麻。

——方二——

配方：鸡血藤 60 克，白酒 30 毫升。

用法：加水 30 毫升煎服。

主治：跌打损伤，关节风湿痛。

——方三——

配方：新鲜鸡血藤叶 50 克。

用法：洗净、晾干，擦患处，每次 5 分钟，每日 3 次。

主治：神经性皮炎。

龙眼肉

别名 元肉、龙眼、桂圆

 植物形态 ....

龙眼肉为无患子科植物龙眼的假种皮。龙眼为偶数羽状复叶互生，小叶近对生或互生，长椭圆形，全缘或波状。春、夏开黄白色小花。核果球形，外皮黄褐色，粗糙；鲜假种皮（龙眼肉）白色半透明，肉质，多汁。种子球形，黑褐色，光亮。秋季采果，鲜用或晒干。

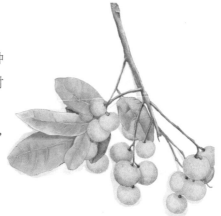

 生境分布 ....

龙眼多生长于高温多湿的环境中，分布于广西、福建、广东、四川、中国台湾、云南、贵州等地。

性味	性温，味甘。
功效	补益心脾，养血安神。用于治疗气血不足所致的惊悸怔忡，失眠健忘，血虚萎黄，月经不调等症。
使用禁忌	体内有痰火者忌服。

 实用良方 ····

方一

　　配方：龙眼肉、女贞子、胡桃肉各15克，何首乌、枸杞、补骨脂、当归各10克，生地、熟地各18克，芝麻20克，桑葚30克。
　　用法：水煎服，每日1剂。
　　主治：颅脑损伤后遗症。

方二

　　配方：龙眼肉30克，西洋参、白糖各3克。
　　用法：水煎煮。
　　主治：年迈体衰，久病，产后气血两虚者。

当归 **别名** 归尾、归身、干归

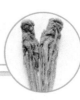

 植物形态 ····

　　当归为伞形科植物当归的干燥根。茎直立，稍带紫色，具明显纵沟纹。叶互生，叶片卵形，叶面深绿色，膜质有光泽，边缘有锯齿状或缺刻，叶柄基部扩大成鞘状长达叶柄的一半。顶生复伞形花序，开白色花。双悬果，带有翼形附属物。

生境分布 ····

　　当归多为栽培，生长于湿润的环境中，分布于陕西、云南、四川、湖北等地。

性味	性温，味甘、辛。
功效	补血活血，调经止痛，润肠通便。用于治疗月经不调，崩漏，虚寒腹痛，肠燥便难，赤痢后重，痈疽疮疡等症。
使用禁忌	热盛出血、湿盛中满及大便溏泄、月经过多、阴虚内热者忌服。

实用良方 ••••

 方一

配方：当归 25 克，甘草 50 克，山栀子 12 枚，去皮木鳖子 1 枚。

用法：研为细末，每服 15 克，冷酒调服。

主治：恶疮。

方二

配方：当归、川芎、香附、菊花、桃仁、柴胡、白芥子各 10 克，白芷 12 克，甘草 6 克。

用法：水煎服，每日 1 剂，每日 1 次。

主治：偏头痛。

方三

配方：当归 60 克，米酒 1000 克。

用法：切片，浸入米酒中 1 周，每日 10 克。

主治：手臂久痛，痛位固定。

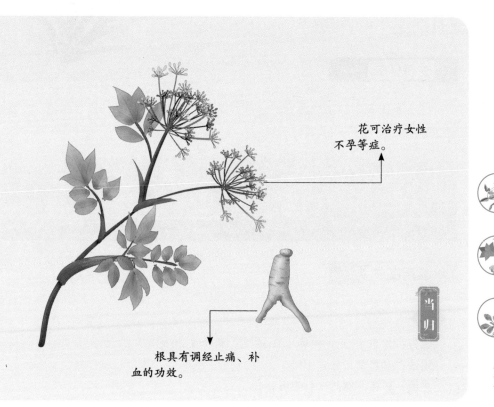

花可治疗女性不孕等症。

根具有调经止痛、补血的功效。

当归

三　补阴

麦冬

别名 麦门冬、寸冬、沿阶草、野麦冬

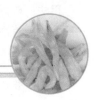

 植物形态 ····

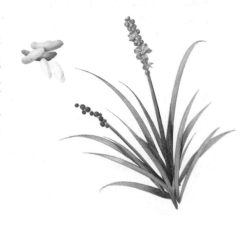

麦冬为百合科植物麦冬的干燥块根。地下具细长匍匐枝。须根顶端或其一部分膨大成肉质的块根。叶多数丛生，窄线形。花多数淡紫色花。浆果球形，蓝黑色。夏季，切取带须的块根，晒至全干，除去须根。

生境分布 ····

麦冬多生长于林下或溪旁，分布于江西、湖北、湖南、浙江、四川、江苏、云南等地。

性味	性微寒，味甘、微苦。
功效	养阴生津，润肺清心。用于治疗肺燥干咳，心烦失眠，内热消渴，肠燥便秘，咽炎白喉等症。
使用禁忌	脾胃虚寒、感染风寒、咳嗽者忌服。

实用良方 ····

 方一

配方：麦冬 15 克，锦鸡儿根 30 克，地骨皮 20 克。

用法：水煎服，每日 1 剂。

主治：肺痿，潮热，口干渴。

中医百草良方

配方：麦冬 20 克，芦根 50 克。

用法：加水 1000 毫升，煎煮 30 分钟，每日 1 剂。

主治：夏季多汗，小便短赤，口燥。

配方：麦冬 20 克，银花 15 克，地榆 10 克。

用法：开水冲泡，当茶饮。

主治：慢性浅表性胃炎。

天冬

 天门冬、丝冬、多仔婆、狮子青、小叶青

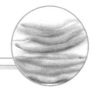

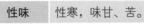

植物形态

天冬为百合科植物天门冬的干燥块根。块根肉质，簇生，长椭圆形或纺锤形，淡黄色。茎细长，多分枝。叶线形，扁平而具棱，先端刺针状，叶退化成鳞片状。夏季开黄白色或白色花。浆果球形，熟时红色。种子 1 粒。深秋采块根，水煮至皮裂，剥去外衣，晒干。

生境分布

天门冬多生长于山坡、路旁、林边等处，分布于华东、中南和西南各地。

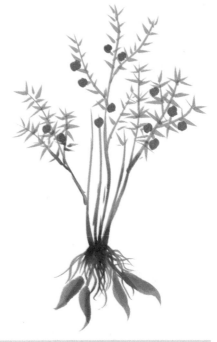

性味	性寒，味甘、苦。
功效	清肺生津。用于治疗支气管炎，咳嗽，咽干口渴，肠燥便秘等症。
使用禁忌	脾胃虚弱者忌服。

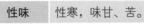
第六章 补益药类

实用良方 ····

━ 方 一 ━

配方： 天冬、贝母、麦冬各 10 克。

用法： 水煎服，每日 1 剂。

主治： 支气管炎，咳嗽，口干。

━ 方 二 ━

配方： 天冬 15 克，生地黄、沙参各 12 克。

用法： 水煎服，每日 1 剂。

主治： 肺结核。

百合　别名　重迈、中逢花、重箱、摩罗

 植物形态 ····

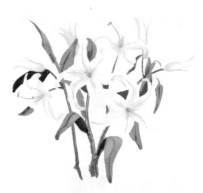

　　百合为百合科植物百合、麝香百合、细叶百合的干燥肉质鳞叶。百合的鳞茎球形，肉质，色白，先端常开放如荷花状。茎直立，有紫褐色斑点。叶片线状披针形至长椭圆状披针形，全缘或微波状，平行。花大，单生于茎顶，喇叭状，乳白色。蒴果长椭圆形。

 生境分布 ····

　　百合多为栽培，生长于山地岩石间及山坡林下，分布于湖南，浙江，江苏，陕西，四川，安徽，河南等地。

性味	性平，味甘、微苦。
功效	养阴润肺，清心安神。用于治疗肺燥咳嗽，痰中带血，虚烦惊悸，失眠多梦，精神恍惚，神经衰弱，慢性胃炎等症。
使用禁忌	脾虚、咳嗽、寒性体质者忌服。

实用良方

 方 一

配方：百合、白及各 25 克。

用法：水煎煮，去渣，兑入红糖调溶后，分 2 次服。

主治：慢性支气管炎，久咳不止。

方 二

配方：百合 12 克，炒酸枣仁、夜交藤各 15 克，远志、柏子仁各 10 克。

用法：水煎服，每日 1 剂。

主治：心悸失眠。

方 三

配方：百合、黄芪、蒲公英、半枝莲、白芍、乌药、丹参各 15 克，代赭石 5 克。

用法：煎取 300 毫升，每次 100 毫升，每日 3 次。

主治：糜烂性胃炎。

石斛

别名 杜兰、林兰、枫斗、石蓫

 植物形态

　　石斛为兰科植物金钗石斛、环草石斛、黄草石斛、铁皮石斛等的干燥茎。金钗石斛的茎丛生，直立，多节，叶无柄，近革质，叶脉平行，叶鞘紧抱于节间，总状花序自茎节生出。苞片膜质，小，卵形。花甚大，下垂。花萼及花瓣白色，末端淡红色。花瓣卵状长圆形或椭圆形。

 生境分布

　　金钗石斛多生长于温暖、潮湿、半阴半阳的环境中，如树木的树干上或石缝中，分布于安徽、中国台湾、湖北、广西、四川、贵州、云南、西藏等地。

性味	性平，味甘。
功效	生津养胃，滋阴清热，润肺益肾。用于治疗口干烦渴，胃痛干呕，病后虚热，目暗不明，视物昏花等症。
使用禁忌	不可过食，容易导致腹泻，还会抑制心脏跳动和呼吸。此外，不可与萝卜、绿豆同服。

实用良方 ····

方 一

配方：鲜石斛、麦冬、五味子各 15 克。

用法：水煎，代茶饮。

主治：病后虚热口渴。

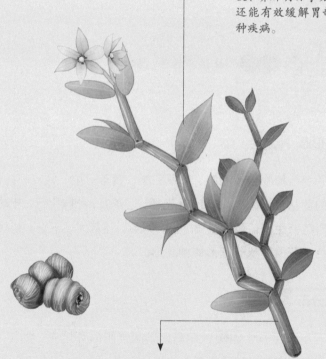

石斛

叶不仅有润肠通便、养肝明目等功效，还能有效缓解胃部多种疾病。

茎具有益胃生津、滋阴清热的功效，常用于治疗热病津伤、阴虚火旺等证。

配方：石斛 12 克，玄参、麦冬、沙参各 10 克，五味子 6 克。

用法：水煎服，每日 1 剂，每日 1 次。

主治：虚热盗汗。

配方：鲜石斛、北沙参各 15 克，麦冬、玉竹各 12 克，山药 10 克，甘蔗汁 250 克。

用法：前 5 味加水煎取汁，兑入甘蔗汁，当茶饮。

主治：恶心，食欲不振。

山茱萸

别名 萸肉、肉枣、枣皮、药枣、山萸肉

🌸 植物形态 ····

山茱萸为山茱萸科植物山茱萸的干燥成熟果肉。树皮淡褐色，呈片状剥落。嫩枝无毛。叶对生，单叶；叶片卵形、椭圆形或长椭圆形，先端尖，基部楔形或圆形，边缘全缘，叶面近无毛或疏生平贴柔毛，叶背有毛，脉腋有黄褐色茸毛。花黄色，先叶开放。果实椭圆形或长椭圆形，光滑无毛，成熟时红色，果皮干后皱缩像葡萄干。种子长椭圆形，两端钝圆。

🌿 生境分布 ····

山茱萸多生长于山坡灌木丛中或栽培，分布于陕西、河南、山东、山西、安徽、浙江、四川等地。

性味	性微温，味酸。
功效	补益肝肾，涩精固脱。用于治疗眩晕耳鸣，腰膝酸痛，阳痿遗精，遗尿，尿频，大汗虚脱，内热消渴等症。
使用禁忌	阴虚火旺者忌服。

🌿 实用良方 ····

配方：山茱萸 15 克，金樱子、女贞子各 10 克。

用法：水煎服，每日1剂，每日1次。

主治：遗精，早泄。

 方 二

配方：山茱萸、桂圆肉、党参各50克。

用法：水煎，分3次服，每日1剂。

主治：神经衰弱，失眠。

 方 三

配方：山茱萸、党参、黄芪各10克，五味子6克，牡蛎15克。

用法：水煎服，每日1剂，每日1次。

主治：盗汗。

山茱萸

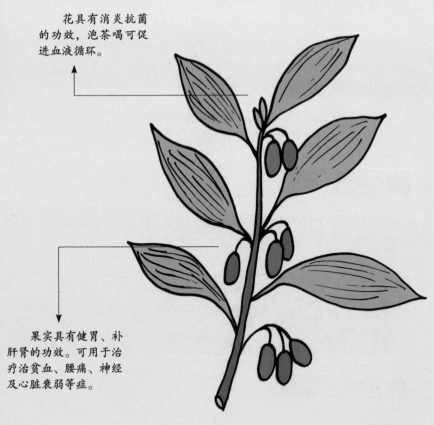

花具有消炎抗菌的功效，泡茶喝可促进血液循环。

果实具有健胃、补肝肾的功效。可用于治疗治贫血、腰痛、神经及心脏衰弱等症。

中医百草良方

四 补阳

续断

 别名 川断、接骨、山萝卜

植物形态

续断为川续断科植物川续断的干燥根。根圆柱形，表面黄褐色。茎直立，中空，棱上疏生下弯粗短硬刺和细柔毛。基生叶丛生，叶片琴状羽裂，顶端裂片大，卵形，叶面密生白色刺毛或乳头状刺毛，叶背沿叶脉密生刺毛。花白色或淡黄色。果实倒卵柱状，包藏在小总苞内。根于秋季采挖为佳，晒干备用。

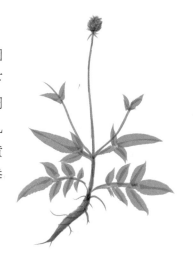

生境分布

川续断多生长于路旁及山野中，分布于湖北、四川、云南、湖南等地。

性味	性温，味苦、辛。
功效	固肾，强筋骨，续折伤，止崩漏。用于治疗腰肌劳损，习惯性流产，跌打损伤等症。
使用禁忌	初痢者忌服。

实用良方

方 一

配方： 鲜续断 30 克。

用法： 水煎服，每日 1 剂，每日 1 次。

主治： 筋骨痛，跌打损伤。

配方：杜仲、续断、山药、艾叶各15克。

用法：水煎服，每日1剂，每日1次。

主治：子宫虚寒，习惯性流产。

 山棕、地棕、千年棕、独脚丝茅、仙茅参

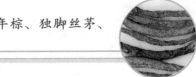

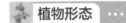 **植物形态**

仙茅为石蒜科植物仙茅的干燥根茎。根茎长，圆柱形，肉质，外皮褐色；根粗壮，肉质。叶基生，狭披针形，基部下延成柄，向下扩大成鞘状，有散生长毛。花黄白色，花茎极短，藏于叶鞘内。蒴果椭圆形，种子球形。

生境分布

仙茅多生长于山坡、草丛或灌木丛中，分布于中南、华东、西南等地。

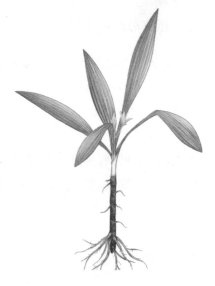

性味	性热，味辛。
功效	温肾阳，强筋骨，祛寒湿。用于治疗性机能减退，风湿性关节炎，更年期高血压等症。
使用禁忌	便秘、咽痛、火热之症者忌服。

 实用良方

方一

配方：仙茅6克，枸杞、淫羊藿各15克，菟丝子30克。

用法：水煎服，每日1剂。

主治：阳痿。

中医百草良方

配方：仙茅 10 克，盐肤木根 25 克，猪腰子 1 只。

用法：共炖服。

主治：肾虚腰痛。

配方：仙茅 10 克，金樱子 30 克，黄精、狗脊各 15 克。

用法：水煎服，每日 1 剂。

主治：阳痿，遗精。

菟丝子

别名 缠豆藤、盘死豆、兔儿须、无根草

植物形态

菟丝子为旋花科植物菟丝子的干燥成熟种子。茎细柔呈线状，左旋缠绕，多分枝，黄色，随处生吸器，侵入寄主组织内。无绿色叶，而有三角状卵形的鳞片叶。花白色，簇生；小花梗缺或极短；苞片及小苞片鳞状，卵圆形；花萼环状，裂片卵形或椭圆形；花冠短钟形，裂片三角形。蒴果扁球形，褐色，有宿存花柱。种子卵圆形或扁球形，黄褐色。

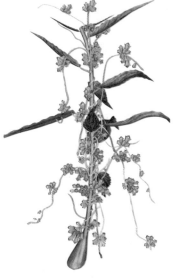

生境分布

菟丝子多生长于田边、荒地及灌木丛中，寄生于别的草本植物上，分布于我国各地。

性味	性平，味辛，甘。
功效	滋补肝肾，固精缩尿，明目，安胎，止泻。用于治疗肾虚精亏，阳痿遗精，宫冷不孕等症。
使用禁忌	阴虚火旺者、阳强不痿者、大便燥结者忌服。

实用良方

配方： 菟丝子 30 克，干地黄 90 克，牡丹皮、五味子各 20 克。

用法： 共研细粉，每次 6 克，每日 3 次，饭前服用。

主治： 阴虚阳盛，四肢发热，遇风吹如炙如火灼痛。

方二

配方： 菟丝子 30 克。

用法： 早、中、晚 3 次服。

主治： 尿路感染。

配方： 菟丝子、五味子、覆盆子、车前子、枸杞子、山药各 10 克。

用法： 水煎，每日 1 剂，分 3 次服。

主治： 阳痿，遗精。

巴戟天

别名 巴戟、兔子肠、鸡眼藤、三角藤

植物形态

　　巴戟天为茜草科植物巴戟天的干燥根。叶对生，长圆形，背脉及叶柄生有短粗毛。花生于小枝端或排成伞形花序，花梗被毛及萼管，半球形，先端不规则齿裂；花冠白色，喉部收缩；雄蕊花丝短；子房下位，花柱细短，二深裂。聚花果常单个，近似球形，每室一粒种子。

生境分布

　　巴戟天多生长于溪边或山林下，分布于广东高要、德庆，广西，福建南部诸县，江西，四川等地。

性味	性微温，味辛、甘。
功效	补肾阳，强筋骨，祛风湿。用于治疗肾虚阳痿，宫冷不孕，小便频数，风湿痹痛兼腰膝酸痛等症。
使用禁忌	阴虚火旺者忌服。

 实用良方 ...

─ 方 一 ─

　　配方：巴戟天、淫羊藿各15克，枸杞、人参各10克。

　　用法：水煎服，每日1剂，每日1次。

　　主治：肾阳虚阳痿。

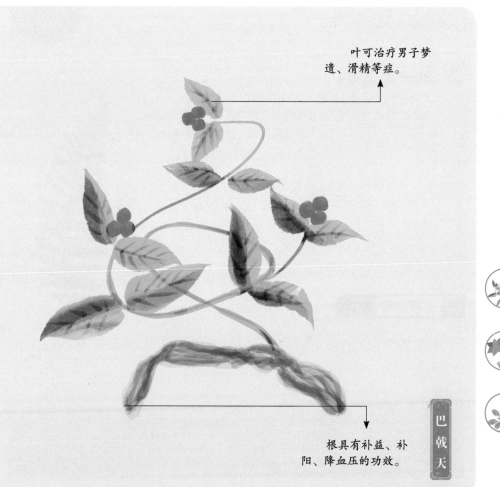

叶可治疗男子梦遗、滑精等症。

根具有补益、补阳、降血压的功效。

巴戟天

方 二

配方：巴戟天 150 克，良姜 300 克，紫金藤 500 克，青盐 100 克，肉桂（去粗皮）、吴茱萸各 200 克。

用法：共研为末，酒糊为丸，每服 20 丸，盐汤送下。早晚各 1 服。

主治：子宫阴冷，月经不调。

方 三

配方：巴戟天、怀牛膝各 30 克，白酒 500 克。

用法：浸泡 7 日，每次 20 毫升，每日 2 次。

主治：肾虚阳痿，脚软无力。

骨碎补

别名 岩姜、鸡姜、杩留姜、猴姜

🌿 植物形态

骨碎补为水龙骨科植物槲蕨的干燥根茎。槲蕨的根状茎横生，肉质，粗壮，密被棕黄色钻状披针形有睫毛的鳞片。叶有二型，营养叶多数，无柄，革质，红棕色，无绿色素，边缘浅裂，叶片广卵形，瓦覆于根状茎上，孢子叶绿色，长椭圆形，羽状深裂，披针形，厚纸质，两面均绿色而无毛，叶脉明显。孢子囊群大。

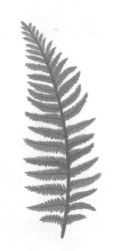

🌿 生境分布

槲蕨多生长于树皮上、岩石上、墙上、瓦上较阴湿处，分布于长江中下游以南各地。

性味	性温，味苦。
功效	补肾壮骨，续伤止痛。用于治疗软组织损伤，闭合性骨折，骨质疏松症，腰肌劳损，牙周病等症。
使用禁忌	无瘀血、阻虚者忌服。

中医百草良方

实用良方 ••••

方一

配方： 骨碎补 30 克。

用法： 水煎服，每日 1 剂。

主治： 虚火牙痛。

方二

配方： 骨碎补、土党参、九龙藤各 6 克。

用法： 煲猪骨或瘦肉适量服用。

主治： 小儿软骨病。

锁阳

别名 不老药、锈铁棒、黄骨狼

 植物形态 ••••

锁阳为锁阳科植物锁阳的干燥肉质茎。茎肉质肥厚，圆柱形，暗褐色或棕褐色，下部埋藏于土中。叶鳞片状，卵圆形，三角形或三角状卵形，先端尖，密集于茎基部，覆瓦状排列，上部排列稍疏松，螺旋状排列。花很小，暗紫色或紫红色。果实小，球形；有硬壳状果皮。

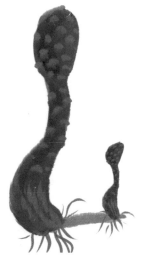

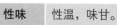 **生境分布** ••••

锁阳多生长于沙丘下半部、干燥多沙地带，多寄生于红柳和白刺的根上，分布于新疆、青海、宁夏、甘肃、内蒙古、陕西等地。

性味	性温，味甘。
功效	补肾壮阳，益精血，润肠通便。用于治疗腰膝酸软，阳痿滑精，肠燥便秘等症。
使用禁忌	阴虚火旺者忌服。

实用良方 • • •

配方：黄柏 250 克（酒炒），龟板 200 克（酒炙），知母（酒炒）、熟地黄、陈皮、白芍各 100 克，锁阳 75 克，虎骨（炙）50 克，干姜 25 克。

用法：共为末，与粥捏丸。

主治：阳痿。

配方：锁阳、茯苓、桑螵蛸各 10 克，龙骨 15 克。

用法：共为末。每次服 6 克，每日 3 次。

主治：肾虚遗精。

—— 方 三 ——

配方：锁阳、桑葚各 15 克。

用法：水煎取汁，加蜜糖 30 克，分 2 次服。

主治：老年气弱阳虚，大便燥结。

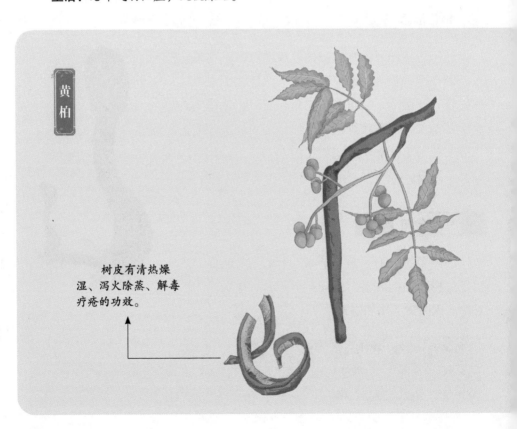

黄柏

树皮有清热燥湿、泻火除蒸、解毒疗疮的功效。

中医百草良方

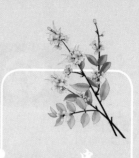

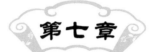

第七章

化湿祛寒药类

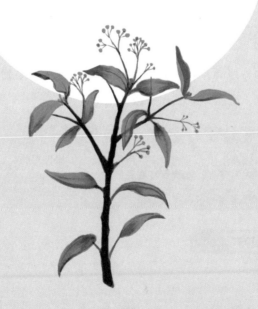

厚朴

 别名 重皮、淡伯、油朴、亦朴

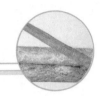

 植物形态 ····

　　厚朴为木兰科植物厚朴、凹叶厚朴的干燥干皮、根皮及枝皮。厚朴的树皮为褐色，不开裂；顶芽无毛，叶互生，叶片长圆状倒卵形，先端急尖或钝圆，基部楔形，上面无毛，下面有白色粉状物，嫩叶下面有白色长毛。先出叶后开花，花蕾形如毛笔尖，5—6月开白色的花，花朵大而美丽，单朵生于枝条顶端，芳香；花瓣片多数，厚肉质；心皮多数。果实为聚合果，每个成熟心皮有喙。种子为倒卵状。

生境分布 ····

　　厚朴多为栽培，生长于山地林间，分布于四川、贵州、湖北、湖南、陕西、甘肃、河南、江西、浙江、广西等地。

性味	性温，味苦、辛。
功效	燥湿消痰，下气除满。用于治疗急、慢性胃肠炎，细菌性痢疾，消化不良，支气管炎，支气管哮喘等症。
使用禁忌	气虚津亏者、孕妇忌服。

实用良方 ····

 方 一

配方：干厚朴9克，大黄、枳实各6克。

用法：水煎服，每日1剂。

主治：便秘腹胀。

配方：厚朴、紫苏各 10 克，苍术、陈皮各 6 克，甘草 3 克。

用法：水煎服，每日 1 剂。

主治：寒湿腹痛。

配方：厚朴、苦杏仁、桂枝、芍药、生姜各 9 克，甘草 6 克，大枣 4 枚。

用法：水煎服，每日 1 剂。

主治：风寒咳喘，寒热头痛。

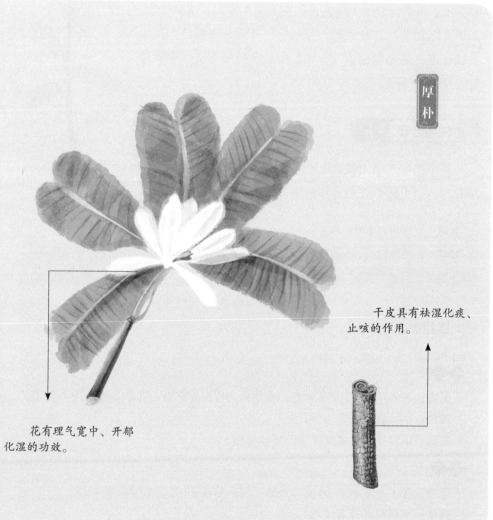

厚朴

干皮具有祛湿化痰、止咳的作用。

花有理气宽中、开郁化湿的功效。

苍术 别名 赤术、北苍术、南苍术、茅苍术

植物形态

苍术为菊科植物北苍术、茅苍术（又称南苍术）的干燥根茎。北苍术全株光滑无毛，根茎粗肥，不整齐。茎直立，通常单一，有时上部分枝，圆形而有纵棱，下部木质化。叶互生，革质，裂片先端尖，顶端 1 裂片较大，基部楔形，无柄而略抱茎；有刺状齿。花白色，有时为红紫色，顶生头状花序，基部具苞状叶一轮，与头状花序等长，羽状分裂。瘦果圆筒形。

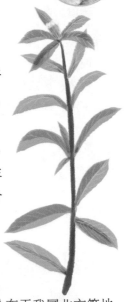

生境分布

苍术多生长于山坡、灌丛、草丛、岩缝、林下。北苍术分布于我国北方等地，茅苍术分布于江苏、湖北和河南等地。

性味	性温，味辛、苦。
功效	燥湿健脾，祛风散寒，明目。用于治疗湿阻中焦，风寒湿痹，夜盲症等症。
使用禁忌	不能与李子、桃子、菘菜、青鱼同服。

实用良方

 方 一

配方： 苍术 15 克，甘草 4 克，姜厚朴、陈皮各 9 克，大枣 2 枚，生姜 2 片。

用法： 水煎服，每日 1 剂。

主治： 湿阻中焦，脘腹胀满，呕吐泄泻。

 方 二

配方： 苍术、黄柏各 10 克，牛膝、鸡血藤各 12 克，金银花藤 15 克。

用法： 水煎服，每日 1 剂。

主治： 关节肿痛。

配方：苍术 40 克。

用法：研细末，与白芝麻油调成稀糊状敷患处，每日 2 次。

主治：烧烫伤。

藿香

别名 土藿香、广藿香、排香草、野藿香

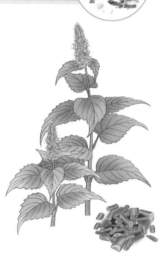

植物形态

藿香为唇形科植物广藿香、藿香的全草。广藿香的茎直立，四棱形，略带红色，疏被柔毛及腺体。叶对生，叶柄细长，叶片卵形或椭圆状卵形，先端渐尖或急尖，边缘有钝齿，基部近心形；上面散生透明腺点，下面有短柔毛及腺点。花紫色、淡紫红色或白色，密集茎顶成圆筒状花穗。小坚果倒卵状三棱形，黄色。

生境分布

广藿香多生长于肥沃、疏松且排水佳的微酸性沙土壤中，分布于广东、广西、福建等地。

性味	性微温，味辛。
功效	芳香化湿，和中止呕，祛暑解表。用于治疗胃肠型感冒，流行性感冒，急性胃肠炎，慢性鼻窦炎等症。
使用禁忌	阴虚者忌服。

实用良方

配方：藿香、半夏、陈皮各 10 克，苏梗、川朴、砂仁各 6 克，生姜汁适量。

用法：水煎服，每日 1 剂。

主治：妊娠恶阻。

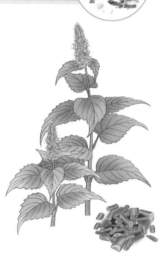

配方： 藿香 2.5 克，丁香 0.5 克，滑石（炒）100 克。

用法： 研为末，每服 5 克。

主治： 暑月吐泻。

配方： 藿香 15 克，生姜 2 片，苏叶 12 克，陈皮 9 克。

用法： 武火急煎，分 2 次服。

主治： 风寒感冒夹湿。

白豆蔻　　别名　紫蔻、白蔻、豆蔻

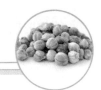

🌿 植物形态

　　白豆蔻为姜科多年生草本植物，果实可入药。茎直立，圆柱状。叶片线状披针形、披针形或倒披针形，无叶柄，先端狭渐尖，基部狭，边缘近波状，两面光滑，背长硬毛。穗状花序生于根茎上，花冠透明黄色，被微柔毛，黄色或带赤色条纹。蒴果扁球形。

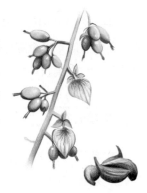

🌿 生境分布

　　白豆蔻多生长于湿润的环境中，分布于海南和云南等地。

性味	性温，味辛。
功效	化湿行气，温中止呕。用于治疗气滞，食滞，胸闷，吐逆，反胃，胃冷等症。
使用禁忌	气血亏虚、无寒湿者忌服。

🌿 实用良方

配方： 白豆蔻、沉香、紫苏各 50 克。

用法： 研为末，每服 0.5 克。

主治： 胃冷。

二　祛寒

丁香

 别名 雄丁香、丁子香、公丁香、鸡舌香、支解香

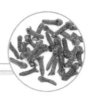

植物形态

丁香为桃金娘科植物丁香的干燥花蕾。叶对生，叶柄明显，叶片长方卵形或长方倒卵形，端尖，基部狭窄。花芳香，顶生聚伞圆锥花序，花萼肥厚，绿色后转紫色，长管状，裂片三角形；花冠白色，稍带淡紫，短管状，子房下位，与萼管合生，花柱粗厚，柱头不明显。浆果红棕色，长方椭圆形。种子长方形。

生境分布

丁香多为野生，亦有栽培，生长于山坡丛林、山谷路旁，分布于广东、海南等地。

性味	性温，味辛。
功效	温中降逆，补肾助阳。用于治疗胃寒呕吐，呃逆，肾阳不足之阳痿，阴冷，腰酸等症。
使用禁忌	不可与郁金同服。

实用良方

方一

配方： 丁香1.5克，柿蒂5枚，生姜、党参各9克。

用法： 水煎服，每日1剂。

主治： 脾胃虚寒，呕吐呃逆。

方二

配方： 丁香3克，砂仁5克，白术9克。

用法： 研为末，每次2克，每日3次。

主治： 脾胃虚寒，吐泻食少。

配方： 丁香、肉桂各 2 克，红糖少许。

用法： 丁香、肉桂用温水浸透，大火煮沸，小火煮 20 分钟，取汁，放入红糖即可。每天 3 次，每次 5 ～ 10 毫升。

主治： 感寒腹痛。

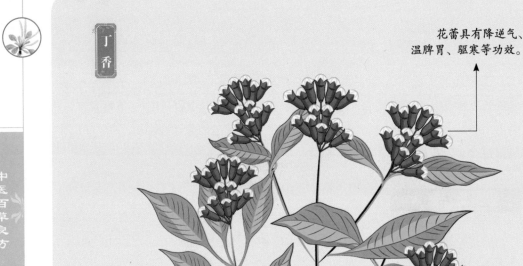

丁香

花蕾具有降逆气、温脾胃、驱寒等功效。

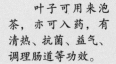

叶子可用来泡茶，亦可入药，有清热、抗菌、益气、调理肠道等功效。

中医百草良方

干姜

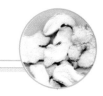

别名 宿姜、母姜、炮姜

植物形态

干姜为姜科植物姜的干燥根茎。姜的叶呈线状披针形，光滑无毛。花茎自根茎生出；穗状花序卵形至椭圆形；苞片淡绿色，卵圆形；花冠黄绿色，裂片披针形；唇瓣中央裂片为长圆状倒卵形，比花冠裂片短，有淡紫色条纹及淡黄色斑点。根茎肥厚，有辛辣味。

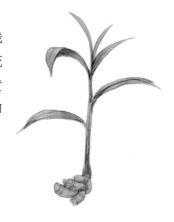

生境分布

姜多为栽培，生长于温暖、湿润的环境中，分布于四川、广东、广西、湖北、福建等地。

性味	性热，味辛。
功效	温中散寒，回阳通脉，燥湿消痰。用于治疗急、慢性胃炎，胃溃疡，慢性结肠炎，小儿单纯性消化不良，慢性支气管炎，心力衰竭等症。
使用禁忌	血热妄行、阴虚内热者忌服。

实用良方

配方：生姜 10 克，饴糖 5 克。

用法：水煎服，每日 1 剂，每日 1 次。

主治：寒痰咳嗽。

配方：甘草（炙）100 克，附子 1 枚（生用，去皮，破成 8 片），干姜 150 克（身体强壮者可 200 克）。

用法：水煎煮，每日 1 剂。

主治：腹痛，干呕，咽痛。

配方： 生姜10克，葱白、红糖各30克。

用法： 水煎服，每日1剂，每日1次。

主治： 风寒感冒，头痛，鼻塞。

附子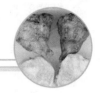

别名 黑附子、黑附、附片

植物形态 ••••

  附子为毛茛科植物乌头的子根的加工品。乌头的块根通常2个连生在一起，纺锤形至倒卵形，黑褐色，栽培种侧根肥大，倒卵圆形至倒卵形。叶互生，革质，卵圆形，掌状深裂。花紫色或白色，腋生或顶生，呈总状圆锥花序。蓇葖果长圆形。

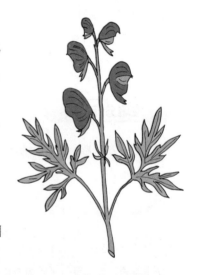

生境分布 ••••

  乌头多生长于温暖、湿润的环境，分布于湖南、四川、湖北、贵州、云南、甘肃等地。

性味	性大热，味辛、甘。
功效	回阳救逆，补火助阳，温经散寒，除湿止痛。用于治疗冠心病，呕吐泄泻，脚气水肿，拘挛，阳痿等症。
使用禁忌	不可与栝楼子、川贝母、白蔹、天花粉等同服。孕妇忌服。

实用良方 ••••

方 一

配方： 制附子末3克，猪腰子1个。

用法： 用湿纸将猪腰子与附子末包好煨熟，每日2次食用。

主治： 遗精。

配方：附子、甘草各 6 克，蛇床子、淫羊藿各 15 克，益智仁 10 克。

用法：共研粉，与蜂蜜捏成丸。每次 9 克，每日 3 次。

主治：肾虚阳痿。

配方：炮附子、生姜、炒白术各 9 克，白芍、茯苓各 12 克。

用法：水煎服，每日 1 剂，每日 1 次。

主治：脾胃虚寒，腹痛吐泻，手足不温。

花椒 别名 巴椒、川椒、南椒、蜀椒

植物形态

花椒为芸香科植物，干燥成熟果皮及种子可入药。花椒的树皮呈暗灰色，嫩枝被短柔毛。单数羽状复叶互生，叶轴具窄翼，具稀疏而略向上的小皮刺，卵形或卵状披针形，边缘有细小圆齿，叶脉上有时生长刺。花小，淡绿色。蓇葖果球形，熟时暗红色，表面有众多瘤状突起，嗅之有浓烈的辛香味。种子黑色，有光泽（椒目）。

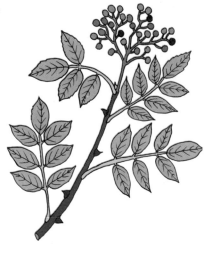

生境分布

花椒多为栽培，生长于山坡及灌木丛中，分布于东北、西北、中南及四川等地。

性味	性热，味辛。
功效	温中止痛，杀虫止痒。用于治疗脾胃虚寒，呕吐泄泻，蛔虫腹痛，蛔厥，湿疹瘙痒等症。
使用禁忌	阴虚火旺者和孕妇忌服。

实用良方 ····

方一

配方： 花椒 50 克。

用法： 加水 1000 毫升，煮沸 50 分钟，去渣。取滤液 25 毫升作保留灌肠，每日 1 次，连续 3 次。

主治： 蛲虫病。

方二

配方： 花椒、制香附各 6 克，炮姜 8 克，饴糖 15 克。

用法： 将花椒、炮姜、制香附水煎去渣，加入饴糖溶化，分 2 次空腹服。

主治： 胃腹冷痛。

方三

配方： 花椒、蛇床子各 30 克，吴茱萸、藜芦各 15 克，明矾 20 克。

用法： 水煎熏洗、坐浴。

主治： 妇女阴痒。

吴茱萸 别名 吴萸

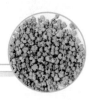

植物形态 ····

　　吴茱萸为芸香科植物吴茱萸、石虎、毛脉吴茱萸等的干燥近成熟果实。吴茱萸的嫩枝、嫩芽、叶轴、花序轴均密生黄褐色柔毛，新鲜嫩枝叶搓烂有特异香气。花序顶生，淡黄白色。果扁球形，密集成团，成熟时暗紫红色，开裂，果皮无皱纹，有粗大油点，内有黑褐色近球形种子或因发育不全种子退化。果实有浓烈而特异的刺鼻香气。

生境分布 ····

　　吴茱萸多为栽培，生长于灌木丛或山地疏林中，分布于广西、贵州、湖南、四川等地。

性味	性热，味辛、苦。
功效	散寒止痛，降逆止呕，助阳止泻。用于治疗厥阴头痛，寒疝腹痛，脚气上冲，口疮口疳等症。
使用禁忌	阴虚、体内有热者和孕妇忌服。

🌿 实用良方 ····

配方：吴茱萸（汤泡七次，焙）、干姜（炮）各8克。

用法：研为末，汤服5克。

主治：食已吞酸，胃气虚冷者。

配方：吴茱萸6克，人参9克，大枣4枚，生姜18克。

用法：水煎服，每日1剂，每日1次。

主治：肝胃虚寒，食谷欲呕，或颠顶疼痛。

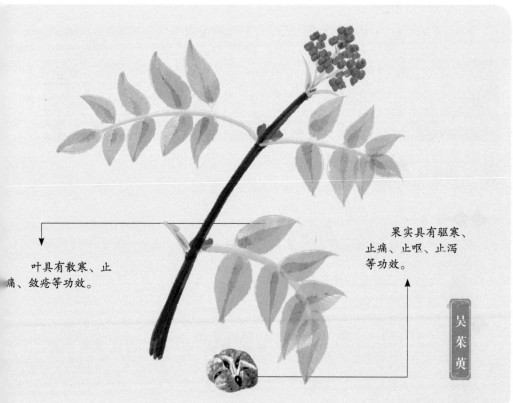

叶具有散寒、止痛、敛疮等功效。

果实具有驱寒、止痛、止呕、止泻等功效。

吴茱萸

肉桂 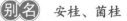 别名 安桂、菌桂

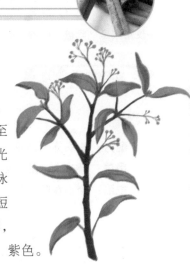

植物形态

　　肉桂为樟科植物肉桂的干燥树皮。树皮灰褐色，芳香，幼枝略呈四棱形。叶互生，革质；长椭圆形至近披针形，先端尖，基部钝，全缘，上面绿色，有光泽，下面灰绿色，被细柔毛；于下面明显隆起，细脉横向平行；叶柄粗壮。圆锥花序腋生或近顶生，被短柔毛；花小，黄绿色，椭圆形。浆果椭圆形或倒卵形，先端稍平截，暗紫色，外有宿存花被。种子长卵形，紫色。

生境分布

　　肉桂多为栽培，生长于常绿阔叶林中，分布于福建、广西、云南、广东等地。

性味	性大热，味辛、甘。
功效	补火助阳，引火归元，散寒止痛，温经通脉。用于治疗虚寒型胃脘痛，风湿性关节炎等症。
使用禁忌	出血倾向者和孕妇忌服。不宜与赤石脂同服。

实用良方

方一

　　配方：肉桂2克，木香（后下）6克，乌药、白术各9克，良姜、香附、砂仁（后下）各5克，党参12克。

　　用法：水煎服，每日1剂，每日1次。

　　主治：虚寒型胃脘痛。

方二

　　配方：肉桂、当归、五加皮、何首乌、防风、独活、豨莶草各15克，鹿茸10克，防己19克。

　　用法：3碗水煎至1碗，温服。

　　主治：风湿性关节炎。

小茴香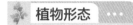

别名 野茴香、香丝菜、小香

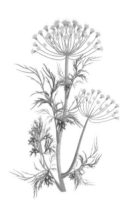

植物形态

小茴香为伞形科植物茴香的干燥成熟果实。全株表面有粉霜，具强烈香气。基生叶丛生，有长柄，茎生叶互生，叶柄基部扩大呈鞘状抱茎，最终小叶片线形至丝形。花小，金黄色，顶生和侧生的复伞形花序。双悬果卵状长圆形，分果常稍弯曲，具5条隆起的纵棱。秋季果实成熟时采果实，晒干。

生境分布

茴香多为栽培，生长于山谷、山坡、路边，分布于内蒙古、黑龙江、辽宁、山西等地。

性味	性温，味辛。
功效	散寒止痛，理气和胃。用于治疗慢性睾丸炎，睾丸结核，嵌闭性小肠疝，慢性胃炎，胃肠痉挛，消化不良等症。
使用禁忌	阴虚火旺者忌服。

实用良方

 方一

配方：小茴香、干姜、木香各10克，甘草6克。
用法：水煎服，每日1剂，每日1次。
主治：胃寒痛。

 方二

配方：小茴香、炮姜各20克。
用法：共为末，每次6克，每日2次。
主治：胃寒腹痛，食少呕吐。

 方三

配方：小茴香、党参、乌药各10克，陈皮、生姜各6克。
用法：水煎服，每日1剂，每日1次。
主治：脾胃虚寒，气滞腹胀。

八角茴香

 别名 大茴香、舶茴香、大八角

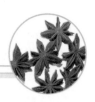

植物形态

八角茴香为木兰科植物八角茴香的干燥成熟果实。单叶互生，革质，披针形至长椭圆形，先端急尖或渐尖，基部楔形，全缘，下面被柔毛，叶脉羽状，中脉下陷，侧脉稍凸起；叶柄粗壮。花单生于叶腋，花圆球形，淡粉红色或深红色，花柱短，基部肥厚，柱头细小。蓇葖果成星芒状排列，幼时绿色，成熟时有红棕色，开裂。种子扁卵形，棕色有光泽。

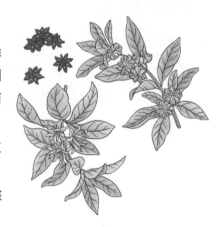

生境分布

八角茴香多生长于温暖多雾、湿度较大的山地，分布于广西、云南、广东、福建、贵州等地。

性味	性温，味辛。
功效	温阳散寒，理气止痛。用于治疗中寒呕逆，寒疝腹痛，肾虚腰疼，干湿脚气等症。
使用禁忌	阴虚火旺者及糖尿病患者忌服。

实用良方

 方 一

配方：八角茴香、木香、丁香各6克，白豆蔻10克。

用法：共研成粉，开水送服。

主治：胃寒痛。

 方 二

配方：八角茴香、小茴香各100克，乳香少许。

用法：水煎服取汁。

主治：小肠气坠。

第八章

祛风湿药类

一　祛风湿散寒

独活

 香独活、川独活

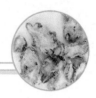

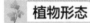 植物形态 ····

独活为伞形科植物重齿毛当归的干燥根。茎缠绕。叶互生，心脏形，基部心形或戟形，中裂片卵圆形，先端突尖，侧裂片斜卵形，先端突尖或渐尖，全缘，两面均被毛。腋生花，淡紫色或蓝色，朝开午闭，花冠漏斗状。

生境分布 ····

重齿毛当归多生长于山坡阴湿的灌丛林下，分布于湖北、四川等地。

性味	性微温，味辛、苦。
功效	祛风湿，止痛，解表。用于治疗风湿痹证，腰膝肌肉关节酸痛，风寒感冒，头身肢节疼痛等。
使用禁忌	阴虚血燥、气血亏虚者忌服。

实用良方 ····

 方一

配方：独活9克，桑寄生、人参、当归、芍药、炒杜仲、牛膝、秦艽、茯苓、肉桂心、细辛、防风、川芎、干地黄、甘草各6克。

用法：水煎服，每日1剂，每日1次。

主治：痹证日久，腰膝酸痛，关节屈伸不利。

 方二

配方：独活、羌活各12克，牛膝、寄生、薏苡仁、海风藤各20克，桂枝10克。

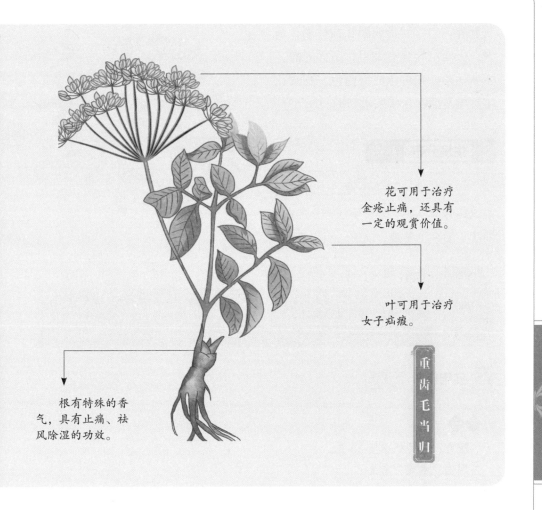

花可用于治疗
金疮止痛，还具有
一定的观赏价值。

叶可用于治疗
女子症瘕。

根有特殊的香
气，具有止痛、祛
风除湿的功效。

用法： 水煎服，每日 1 剂，每日 1 次。

主治： 风湿性关节炎。

威灵仙

 别名 老虎须、铁脚威灵仙

植物形态 ···

　　威灵仙为毛茛科植物威灵仙、棉团铁线莲或东北铁线莲的干燥根和根茎。威灵仙多数丛生，细长，外皮黑褐。茎具明显条纹，干后黑色。叶对生，羽状复叶，小叶卵形或卵状披针形，全缘，上面沿叶脉有细毛，下面光滑，主脉 3 条。花白色或绿白色，圆锥花序腋生及顶生。瘦果扁卵形。

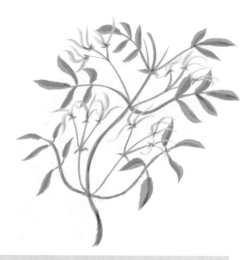

 生境分布 ····

威灵仙多生长于山坡、山谷灌丛中或路旁草丛中，分布于江苏、广东、浙江、山东、安徽、福建、四川等地。

性味	性温，味辛、咸。
功效	祛风利湿，通络止痛，消骨鲠。用于治疗风湿痹痛，肢体麻木，筋脉拘挛，屈伸不利，诸骨鲠喉等症。
使用禁忌	无风寒、气血虚弱者忌服。

 实用良方 ····

方一

　　配方：威灵仙藤茎 30 克。

　　用法：水煎洗患处。

　　主治：荨麻疹。

方二

　　配方：威灵仙、南五味子根、冰糖各 60 克，白酒 500 毫升。

　　用法：浸泡 25 日，每次服 25 毫升，每日服 2 次。

　　主治：胃痛。

方三

　　配方：威灵仙 15 克，米醋 150 毫升。

　　用法：将威灵仙与米醋先浸泡 15 分钟，煎沸后倒出一半，待冷外涂患处，再加水 200 毫升煎，分 2 次内服。

　　主治：腮腺炎。

青风藤 别名 寻风藤

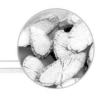

 植物形态 ...

青风藤为防己科植物青藤、毛青藤的干燥藤茎。青藤的茎为木质，枝绿色，光滑，有纵直条纹。叶互生，叶片近圆形或卵圆形，基部心形或近截形，上面光滑，绿色，下面苍白色。花黄色，圆锥状花序。核果，黑色，内果皮扁平。种子半月形。

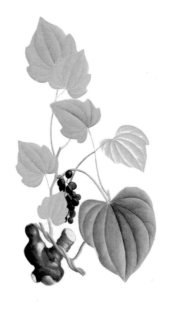

生境分布 ...

青藤多生长于林缘灌木林、山谷中，分布于浙江、江苏等地。

性味	性温，味苦、辛。
功效	祛风湿，通经络。用于治疗风湿痹痛，损伤疮肿，皮肤瘙痒等症。
使用禁忌	脑出血患者及孕妇忌服。

 实用良方 ...

方一

配方： 青风藤根或茎叶 50 克。

用法： 煎水，洗痛处。

主治： 骨节风气痛。

方二

配方： 青藤根 150 克，防己 50 克，白酒适量。

用法： 水煎煮，加酒冲服。

主治： 治风湿痹痛。

丁公藤

别名 包公藤、麻辣子藤

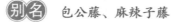
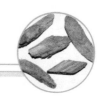

植物形态

丁公藤为旋花科植物，根茎可入药。小枝黄绿色，有明显的棱，无毛。叶互生，淡红色，无毛。叶片革质，椭圆形或倒长卵形，顶端钝或钝圆，基部渐狭成楔形，两面有毛，在叶背面微突起，至边缘以内网结上举。花序轴、花序梗被淡褐色柔毛，聚伞花序腋生和顶生，花冠白色。浆果卵状椭圆形。

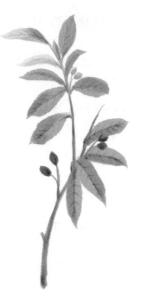

生境分布

丁公藤多生长于路旁灌丛及山谷内湿润的密林中，分布于广东、广西等地。

性味	性温，味辛。
功效	祛风除湿，消肿止痛。用于治疗中风后半身不遂，跌打瘀肿，肢节疼痛等症。
使用禁忌	虚弱者及孕妇忌服。

实用良方

配方： 丁公藤100克，白酒600毫升。

用法： 搽患处。

主治： 半身不遂，跌扑肿痛。

海风藤

别名 风藤

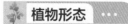

植物形态

海风藤为胡椒科植物风藤的干燥藤茎。全株均无毛，老藤茎外皮有厚的

中医百草良方

木栓质，灰褐色，柔软而有弹性，横切面有梅花状的花纹。叶互生，叶片较薄，卵状椭圆形或阔椭圆形，边缘上半部常有疏锯齿。浅黄色花，单朵生于叶腋；花瓣多数；雄蕊多数；心皮多数。果实为聚合果，近球形。

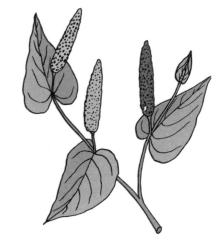

 生境分布

　　风藤多生长于深山树林中或海岸上，分布于福建、中国台湾、浙江、广东等地。

性味	性微温，味辛、苦。
功效	祛风除湿，通络止痛。用于治疗风寒湿痹，关节疼痛，跌打损伤，胸痹心痛等症。
使用禁忌	过敏体质者忌服。

 实用良方

◆方 一◆

配方：海风藤、秦艽、川芎、桂枝、威灵仙、羌活各9克，独活10克。

用法：水煎服，每日1剂，每日1次。

主治：风湿痹痛。

◆方 二◆

配方：海风藤、鸡血藤、当归、半枫荷、枫香寄生、豆豉姜各15克，牛膝10克。

用法：水煎服，每日1剂，每日1次。

主治：风湿痹痛。

◆方 三◆

配方：海风藤、大青叶、淡竹叶各15克，红蓼12克，白鸡肫10克。

用法：水煎服，每日1剂，每日1次。

主治：肾炎水肿。

木瓜 别名 木瓜实

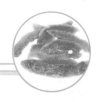

植物形态 ....

　　木瓜为蔷薇科植物贴梗海棠的干燥近成熟果实。枝棕褐色，有刺，皮孔明显。托叶近半圆形，往往脱落，叶片卵形至椭圆形状披针形，边缘有腺状锐锯齿，有时有不整齐的重锯齿，上面绿色，下面淡绿色。花绯红色，也有白色或粉红色，花梗极短。梨果卵形或球形，黄色或黄绿色，芳香。

生境分布 ....

　　贴梗海棠多为栽培，生长于石头上、山谷及山坡路边的灌丛中，分布于四川、安徽、浙江、湖北等地。

性味	性温，味酸。
功效	平肝舒筋，和胃化湿。用于治疗风湿性关节炎，腓肠肌痉挛，急性胃肠炎，腰肌劳损等症。
使用禁忌	精血亏虚、真阴不足、脾胃虚弱者忌服。

实用良方 ....

 方一

　　配方：木瓜12克，羌活、桂枝、川芎、独活、威灵仙各10克。

　　用法：水煎服，每日1剂，每日1次。

　　主治：风湿痹痛。

 方二

　　配方：木瓜、威灵仙、当归、防己各10克。

　　用法：水煎服，每日1剂，每日1次。

　　主治：关节酸痛，麻木。

 方三

　　配方：木瓜、陈皮各30克，桔梗、生姜各15克，槟榔7个，吴茱萸6克，苏叶9克。

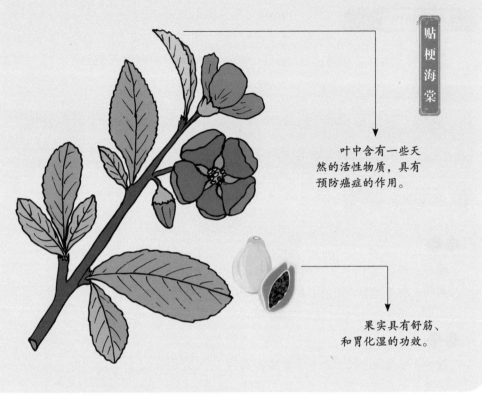

叶中含有一些天然的活性物质，具有预防癌症的作用。

果实具有舒筋、和胃化湿的功效。

用法： 水煎服，每日 1 剂，每日 1 次。

主治： 湿脚气，腿足麻木肿痛。

路路通 别名 枫树球

🌿 植物形态 ····

路路通为金缕梅科植物枫香树的干燥成熟果序。叶互生，叶片心形，常 3 裂，裂片卵状三角形，边缘有细锯齿，两面无毛，秋季叶转红色。雌雄同株，单生枝梢。由众多蒴果集合成圆球形复果，有刺，下垂。多孔穴如蜂窝。种子椭圆形，有翅。冬季采摘，晒干。

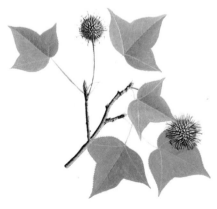

生境分布

枫香树多生长于常绿阔叶林中，分布于秦岭及淮河以南等地。

性味	性平，味苦。
功效	祛风除湿，疏肝和络，利水。用于治疗牙痛，荨麻疹，产妇乳汁不通，胃痛，腰痛等。
使用禁忌	月经多的女性及孕妇忌服。

实用良方

方 一

配方：路路通 10 枚，枫树根 30 克，艾叶 5 克，鸡蛋 1 枚。

用法：加水煮熟，去渣，加入 30 克米酒，吃蛋喝汤。

主治：风疹。

方 二

配方：路路通 5 枚，白糖、蜜糖各 30 克。

用法：水煎路路通，加入白糖、蜜糖，温服。

主治：风虫牙痛。

鹿衔草 别名 鹿蹄草

植物形态

鹿衔草为鹿蹄草科植物鹿蹄草、卵叶鹿蹄草的干燥全草。鹿蹄草的根状茎细长横走，斜上，具细根及鳞叶；地上茎短，革质较厚。叶互生，具长叶柄，具棱，长卵形、椭圆形或长椭圆形，先端钝尖，有小突尖头，叶基广楔形，下延至叶柄，叶缘有稀疏小齿；叶表面深绿色，但叶脉附近常呈淡绿白色，叶背与叶柄均呈紫红色。总状花序，瓣黄绿色，边缘色较浅，广椭圆形。蒴果扁圆球形。

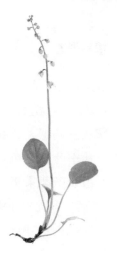

中医百草良方

生境分布

鹿蹄草多生长于灌木丛或山地的阔叶林下,分布于甘肃、陕西、浙江、安徽、青海、江西、山西等地。

性味	性温,味甘、苦。
功效	祛风湿,补肝肾,健筋骨,止血。用于治疗吐血,骨质增生等症。
使用禁忌	阴虚火旺、风湿痹痛者及孕妇忌服。

实用良方

配方:鹿衔草、白芍各20克,鸡血藤15克,威灵仙12克,乌梅、赤芍、骨碎补各10克,甘草5克。

用法:煎服,每日1剂,每日2次。药渣外敷,15天为1疗程,服2个疗程。

主治:骨质增生症。

伸筋草

别名 穿山龙、宽筋草、舒筋草

植物形态

伸筋草为石松科植物石松的干燥带根全草。茎匍匐纤细、蔓生,分枝有叶疏生。直立茎;营养枝多回分叉,密生叶,叶片线形,先端渐尖,有长芒。孢子囊穗圆柱状;孢子叶卵状三角形,先端有长芒;孢子囊肾形,淡黄褐色。

生境分布

石松多生长于疏林下荫蔽处,分布于东北、华北、华中、西南等地。

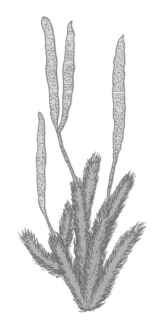

性味	性温，味微甘。
功效	祛风除湿，舒筋活络。用于治疗风湿性关节炎，跌打损伤，小儿盗汗等症。
使用禁忌	孕妇及出血过多者忌服。

 实用良方

方一

配方：伸筋草 30 克，黑豆 15 克，猪蹄 1 只。

用法：加水炖服。

主治：筋骨麻木。

方二

配方：伸筋草 15 克，苏木 10 克，地鳖虫 9 克，红花 6 克。

用法：水煎服，每日 1 剂，每日 1 次。

主治：跌打损伤。

方三

配方：伸筋草、桂枝、透骨草、苏木各 30 克。

用法：煎水，外洗关节痛处。

主治：风寒湿痹。

徐长卿 别名 鬼督邮

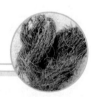

 植物形态

徐长卿为萝藦科植物徐长卿的干燥根及根茎。根茎短而直生，有多数须根，外表深黄褐色，有特殊香气。茎直立，无毛。叶对生，单叶，几无柄；叶片披针形或条形。花黄绿色或黄白色，圆锥状聚伞花序。果实圆锥形，内有种子多数。

生境分布

徐长卿多生长于草丛中及向阳的山坡上，分布于云南、甘肃、陕西、四川、浙江、贵州、安徽、山东、河南、江苏等地。

性味	性温，味辛。
功效	祛风化湿，止痛止痒。用于治疗风湿痹痛，跌打损伤，胃痛，牙痛，湿疹，瘙痒等症。
使用禁忌	身体虚弱者忌服。

实用良方

配方：徐长卿、青木香各10克，瓦楞子4克，甘草3克，乌贼骨5克。

用法：共研粉，每服5克，每日1次。

主治：胃脘疼痛，腹胀吐酸。

配方：徐长卿15克。

用法：水煎，含漱服。

主治：牙痛。

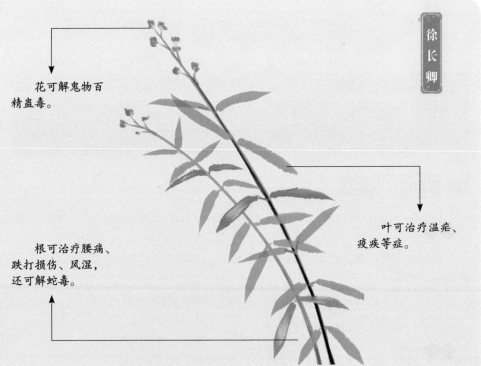

花可解鬼物百精蛊毒。

叶可治疗温疟、疫疾等症。

根可治疗腰痛、跌打损伤、风湿，还可解蛇毒。

徐长卿

配方：徐长卿、防风、白鲜皮、荆芥各 10 克，苦参 15 克，地肤子 12 克。

用法：水煎服，每日 1 剂，每日 1 次。

主治：湿疹，风疹瘙痒。

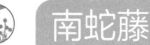

南蛇藤　**别名** 大南蛇

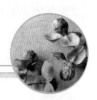

植物形态 ···

南蛇藤为卫矛科植物，根、藤、叶及果可入药。多分枝，表面灰褐色或暗褐色，皮孔小而明显。叶互生，革质，近圆形或长椭圆状倒卵形，边缘有细钝锯齿。花淡黄色，腋生聚伞花序。蒴果棕黄色。

生境分布 ···

南蛇藤多生长于山坡灌丛、山沟中及丘陵上，分布于黑龙江、吉林、内蒙古、河北、河南、湖北、贵州、湖南、云南、四川等地。

性味	性温，味微辛。
功效	祛风湿，活血脉。用于治疗风湿筋骨痛，闭经，腹泻等症。
使用禁忌	孕妇忌服。

实用良方 ···

配方：南蛇藤根 120 克，八角枫根 60 克，威灵仙 50 克，凌霄花根 100 克，白酒 500 毫升。

用法：将上药切碎，加白酒浸泡 20 日，每晚睡前服 20 毫升。

主治：风湿筋骨痛。

配方：南蛇藤 15 克，马兰根、青木香各 10 克。

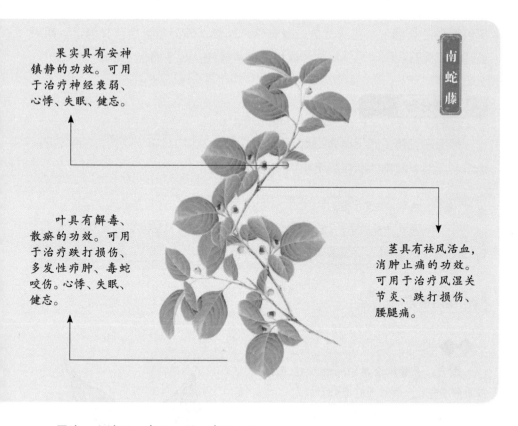

果实具有安神镇静的功效。可用于治疗神经衰弱、心悸、失眠、健忘。

南蛇藤

叶具有解毒、散瘀的功效。可用于治疗跌打损伤、多发性疖肿、毒蛇咬伤。心悸、失眠、健忘。

茎具有祛风活血，消肿止痛的功效。可用于治疗风湿关节炎、跌打损伤、腰腿痛。

用法： 水煎服，每日 1 剂，每日 1 次。

主治： 呕吐，腹痛。

方三

配方： 南蛇藤、金樱子根各 15 克，佩兰 10 克，月季花 9 朵。

用法： 水煎，分 2 次服。

主治： 经闭。

寻骨风

别名 猫耳朵、巡骨风

植物形态

　　寻骨风为马兜铃科植物棉毛马兜铃的地上部分。根细长，圆柱形。嫩枝密被灰白色长绵毛。叶互生；密被白色长绵毛。叶片卵形或卵状心形，先端钝圆至短尖，基部心形，两侧裂片广展，边全缘，上面被糙伏毛，下面密被灰色或白色长绵毛。花浅黄色，附有紫色网纹，外面密生白色长绵毛。蒴果长圆状或椭圆状倒卵形，呈波状或扭曲的棱或翅。种子卵状三角形。

 生境分布 ...

棉毛马兜铃多生于路旁、低山草丛及山坡灌丛中，分布于陕西、山西、江苏、山东、江西、河南、浙江、贵州、湖南等地。

性味	性平，味辛、苦。
功效	祛风除湿，通络止痛。用于治疗风湿性关节痛、疟疾等症。
使用禁忌	阴虚内热者及孕妇忌服。

实用良方 ...

　　配方：寻骨风全草、地榆各 15 克，五加根 30 克，白酒 300 毫升。

　　用法：加水 300 毫升，煎浓汁服。

　　主治：风湿关节痛。

　　配方：鲜寻骨风根 100 克。

　　用法：剪细，放碗内，加少量水，放饭上蒸出汁，分 5 次连渣服。

　　主治：疟疾。

　　配方：寻骨风、车前子各 50 克，苍耳草 6 克。

　　用法：水煎服，分 2 次服，每日 1 剂。

　　主治：痈肿。

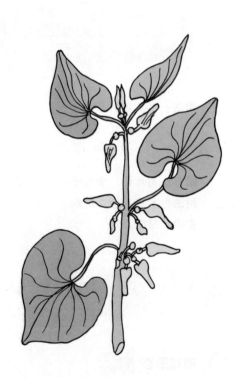

二　祛风湿清热

络石藤

 别名　白花络、络石、石藤

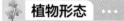

植物形态

络石藤为夹竹桃科植物络石的干燥带叶藤茎。茎圆柱形，赤褐色，节稍膨大，有气根。叶对生，椭圆形或卵状披针形，全缘，革质。腋生聚伞花序，花白色，有香气，花冠高脚蝶状。蓇葖果圆柱状。种子有白毛。

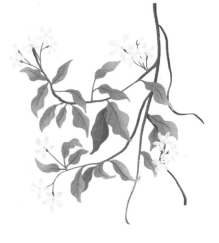

生境分布

络石多生长于杂木林中及山野、溪边，分布于江苏、山东、浙江、安徽、福建等地。

性味	性微寒，味苦、辛。
功效	祛风通络，凉血消肿。用于治疗风湿性关节炎，急性扁桃体炎，急性咽喉炎，痈疮等症。
使用禁忌	便溏、阳虚畏寒者忌服。

实用良方

 方 一

配方：络石藤 50 克。

用法：煎水当茶服。

主治：咽喉肿痛。

 方 二

配方：络石藤、海风藤各 12 克，生石膏 20 克，苍术 15 克，牛膝 10 克。

用法： 水煎服，每日 1 剂，每日 1 次。

主治： 风湿热痹，关节热痛。

配方： 鲜络石藤 60 克。

用法： 洗净，捣烂，外敷伤口。

主治： 外伤出血。

秦艽 别名 萝卜艽、秦胶、大艽

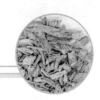

🌿 植物形态 ····

　　秦艽为龙胆科植物秦艽、麻花秦艽、粗茎秦艽或小秦艽的干燥根。秦艽的直根粗壮，圆形，多为独根，或有少数分叉者，微呈扭曲状，黄棕色。茎单一，圆形，斜升或直立，光滑无毛。基生叶较大，披针形，先端尖，全缘，平滑无毛，茎生叶，对生，叶基联合，叶片平滑无毛。聚伞花序，花冠蓝色或蓝紫色。蒴果长椭圆形，种子细小，棕色，表面细网状，有光泽。

🌿 生境分布 ····

　　秦艽多生长于路旁、河滩、草甸、树林下及林缘中，分布于河北、内蒙古、陕西、新疆、宁夏、东北等地。

性味	性平，味苦。
功效	祛风湿，清湿热，止痹痛，退虚热。用于治疗腰背痛，肾气虚弱等症。
使用禁忌	小便失禁、阴虚血燥、下部虚寒、大便滑者忌服。

🌿 实用良方 ····

配方： 秦艽、大黄、防风、栀子、薄荷、连翘各 10 克。

用法： 水煎服，每日 1 剂，每日 1 次。

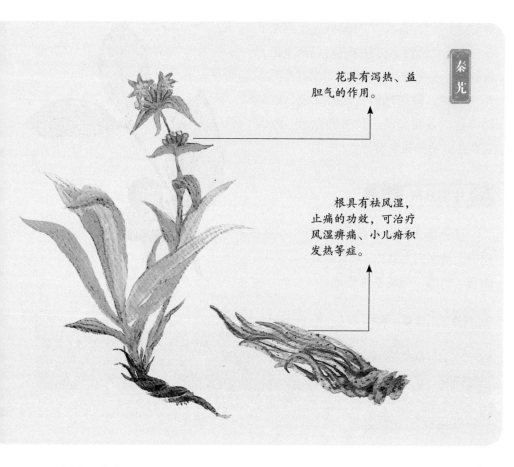

花具有泻热、益胆气的作用。

根具有祛风湿，止痛的功效，可治疗风湿痹痛、小儿疳积发热等症。

主治：牙痛。

方二

配方：秦艽、寄生、杜仲、牛膝、细辛、茯苓、桂心、防风、芎口、人参、甘草、当归、芍药、干地黄各100克，独活150克。

用法：将以上药物细锉，以水10升，煮取3升，分3次服用。

主治：腰背痛，肾气虚弱。

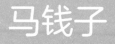马钱子　别名　番木鳖

　植物形态 ···

马钱子为马钱科植物马钱的干燥成熟种子。树皮灰色，具皮孔，枝光滑。

叶对生，叶片草质，广卵形或近于网形。花白色，几无梗，花萼绿色，花药黄色，椭圆形，无花丝；子房卵形，光滑无毛，花柱细长。浆果球形，幼时绿色，成熟时橙色，表面光滑。种子圆盘形，形面灰黄色，密被银色茸毛。

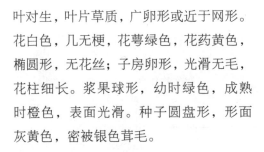
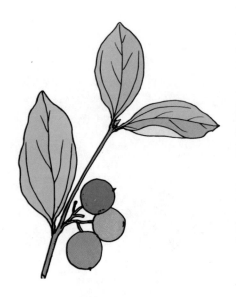

生境分布

马钱多生长于微酸性黏壤土、石灰质壤土及深山老林中，分布于云南、越南、缅甸、泰国、斯里兰卡等地。

性味	性寒，味苦。
功效	祛风湿，通经络，消肿止痛。用于治疗类风湿性关节炎，坐骨神经痛，小儿麻痹后遗症，三叉神经痛，咽喉炎等症。
使用禁忌	脾胃虚弱者及孕妇忌服。

实用良方

配方： 马钱子、青木香、山豆根各 10 克。

用法： 共为末，吹患处。

主治： 喉痹作痛。

配方： 马钱子、麻黄、没药各 15 克。

用法： 共研细末，每服 2.5 克，饭后服。

主治： 跌打损伤，瘀血，肿痛。

配方： 马钱子 300 克，炙麻黄、制川乌、制草乌、炒牛膝、炒苍术、制乳香、制没药、炒僵蚕、炒全蝎、炙甘草各 35 克。

用法： 共研末，制成胶囊，每粒重 0.5 克。每晚睡前服 1 次，成人 3 粒，用白酒为引。

主治： 坐骨神经痛。

中医百草良方

海桐皮

别名 钉桐皮、刺桐皮、丁皮

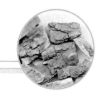

植物形态

　　海桐皮为豆科乔木刺桐的树皮或根皮。树皮灰棕色，枝淡黄色至土黄色，密被灰色绒毛，具黑色圆锥状刺。叶互生，或簇生于枝顶；小叶片阔卵形至斜方状卵形，顶端小叶宽过于长，先端渐尖而钝，基部近截形，或阔菱形，全缘，上面深绿色，下面粉绿色，两面叶脉均有稀疏毛茸。总状花序，花冠蝶形，大红色。荚果串珠状，微弯曲，种子球形，暗红色。

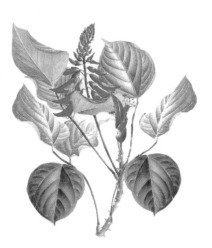

生境分布

　　刺桐多为栽培，生长于草坡、灌木丛、山沟、林缘或路边，分布于陕西、甘肃、广东、山西等地。

性味	性平，味苦、辛。
功效	祛风除湿，通络止痛。用于治疗风湿痹痛，皮癣等症。
使用禁忌	血虚者忌服。

实用良方

方 一

　　配方：海桐皮、姜黄、羌活、白术、赤芍、当归各10克，甘草6克。

　　用法：水煎服，每日1剂。

　　主治：风湿痹痛。

方 二

　　配方：海桐皮、百合各30克。

用法：加水煮沸，趁温浸泡患处，每日3次，连用1周。

主治：角化型手癣。

桑枝 别名 桑条

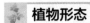

植物形态

桑枝为桑科植物桑的干燥嫩枝。嫩枝有柔毛，叶互生，卵形或椭圆形，边缘有粗锯齿。穗状花序，生于叶腋，与叶同时生出；花小，黄绿色。聚合果密集成短穗状，腋生，肉质，有柄，椭圆形，熟时紫色或黑色，称为桑葚。嫩枝为桑枝，根皮为桑白皮。

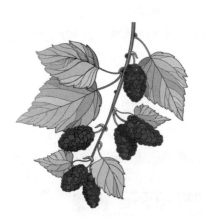

生境分布

桑多生长于山坡、村旁及田野中，分布于浙江、江苏、湖南、安徽、河北等地。

性味	性平，味微苦。
功效	祛风湿，通经络，利关节，行水气。用于治疗急性上呼吸道感染，百日咳，急性结膜炎，角膜溃疡等症。
使用禁忌	体内无湿者忌服。

实用良方

配方：桑枝15克，黄芪12克，当归、威灵仙、秦艽、茯苓各9克，防己6克，川芎、升麻各5克。

用法：水煎服，每日1剂，每日1次。

主治：风湿痹痛，手臂指节麻木。

配方：桑枝30克，女贞子、党参各9克，当归15克，五味子、甘草各6克。

用法：水煎分 3 次服，每日 1 剂。

主治：面神经麻痹。

臭梧桐 海州常山

🌿 植物形态 ...

　　臭梧桐为马鞭草科植物，嫩枝及叶可入药。嫩枝有棕色短柔毛，单叶对生，叶卵圆形，先端渐尖，基部多截形，全缘或有波状齿，两面近无毛。伞房状聚伞花序着生顶部或腋间，花冠细长筒状，顶端 5 裂，白色或粉红色。核果球状，蓝紫色。

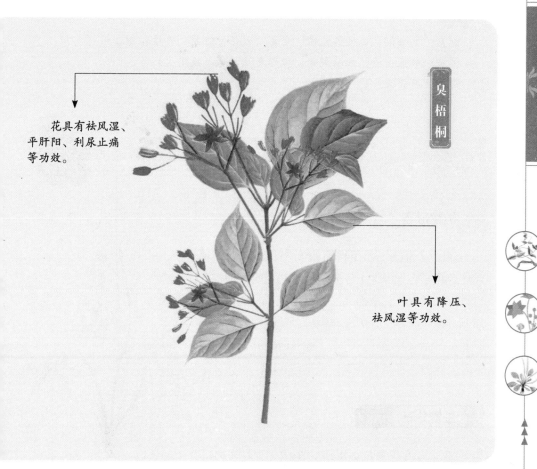

花具有祛风湿、平肝阳、利尿止痛等功效。

叶具有降压、祛风湿等功效。

臭梧桐

生境分布

臭梧桐多生长于溪边、路边及山谷中，分布于江苏、安徽、福建、浙江等地。

性味	性凉，味辛、苦、甘。
功效	祛风除湿，平肝降压。用于治疗风湿性关节炎等症。
使用禁忌	脾胃虚弱者、孕妇及儿童忌服。

实用良方

方一

配方： 臭梧桐、五加皮各10克，威灵仙15克，豨莶草、老鹳草各12克。

用法： 水煎，洗患处。

主治： 风湿性关节痛。

方二

配方： 臭梧桐、白凤仙花根、生姜、大蒜、韭菜、桑枝各400克。

用法： 水煎去渣，浓缩成膏，摊贴患处，每日换1次。

主治： 肩周炎。

老鹳草 别名 老贯草、五瓣草、老鸹咀

植物形态

老鹳草为牻牛儿苗科植物牻牛儿苗、老鹳草或野老鹳草的干燥地上部分。牻牛儿苗的茎匍匐或略倾斜，多分枝，被绵毛。叶对生，具长柄，近五角形，裂片近菱形，边缘有锯齿。花淡红紫色。蒴果细长，先端长喙状、有毛，成熟时裂开，喙部由下而上卷曲。种子长圆形，黑褐色。

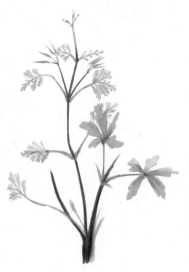

生境分布

牻牛儿苗多生长于田边、路旁、空坪隙地，

分布于四川、云南、贵州等地。

性味	性平，味苦、微辛。
功效	祛风利湿，通经络，活血消肿。用于治疗失眠，头晕等症。
使用禁忌	脾胃虚寒者忌服。

 实用良方 ....

方 一

配方：老鹳草 50 克。
用法：水煎分 3 次服，每日 1 剂。
主治：心悸，头晕。

方 二

配方：老鹳草 100 克。
用法：烘干，研细末，外涂患处，每日 3 次。
主治：小儿鹅口疮。

豨莶草 豨莶

 植物形态 ....

　　豨莶草为菊科植物豨莶、腺梗豨莶或毛梗豨莶的干燥地上部分。豨莶的上部多叉状分枝，枝上部被紫褐色头状有柄腺毛及白色长柔毛。叶对生，阔三角状卵形至卵状披针形，先端尖，基部近截形或楔形，下延成翅柄，边缘有钝齿，两面均被柔毛，下面有腺点，主脉三出，脉上毛显著。花杂性，黄色，头状花序多数，排成圆锥状。瘦果倒卵形。

生境分布 ....

　　豨莶多生长于灌木丛、荒草地、山野中及林下，分布于江苏、安徽、甘肃、浙江、江西等地。

性味	性寒，味苦、辛。
功效	祛风湿，通经络，清热解毒。用于治疗风湿痹痛，四肢麻木，骨节疼痛，脚弱无力及中风半身不遂等症。
使用禁忌	无风湿者忌服。

 实用良方 ····

方 一

配方：豨莶草、臭梧桐各30克。

用法：共研粉，每服5克，黄酒送服，日服3次。

主治：风湿性关节炎，高血压病。

 方 二

配方：豨莶草、谷精草各15克，益母草20克，旱莲草25克，夏枯草、紫草各10克。

用法：捣烂，涂患处，每日1次。

主治：黄褐斑。

 方 三

配方：豨莶草30克，金钱草、车前草各15克，栀子9克。

用法：水煎服，每日1剂，每日1次。

主治：黄疸型肝炎。

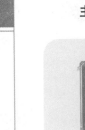

豨莶草

茎叶具有祛风湿、通经络、清热解毒的功效。

根具有祛风、除湿、生肥肌的功效。

三　祛风湿强筋骨

石楠叶

别名　凿树、风药、栾茶

植物形态 ····

　　石楠叶为蔷薇科植物石楠的枝叶。叶片革质，长椭圆形、长倒卵形、倒卵状椭圆形，基部宽楔形或圆形，边缘疏生有腺细锯齿，近基部全缘，幼时自中脉至叶柄有绒毛，后脱落，两面无毛。花白色，复伞房花序，梨果近球形，红色，后变紫褐色。

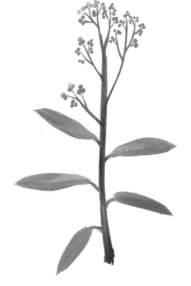

生境分布 ····

　　石楠叶多生长于深山中，分布于江苏、浙江等地。

性味	性平，味辛、苦。
功效	祛风通络，益肾，止痒。用于治疗风湿性关节炎，神经性头痛，阳痿遗精等症。
使用禁忌	阴虚火旺者忌服。

实用良方 ····

方一

配方： 石楠叶、川芎、白芷各10克，天麻、女真子各6克。

用法： 水煎服，每日1剂。

主治： 神经性头痛。

第八章　祛风湿药类

配方： 石楠叶、枸杞子各15克，牛膝、木瓜、防风、杜仲各10克，天麻6克，当归12克，五加皮、续断各9克。

用法： 水煎服，每日1剂。

主治： 风湿性关节炎。

桑寄生

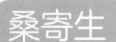 **别名** 寄屑、桑上寄生、寓木、宛童

🌿 植物形态 ····

桑寄生为桑寄生科植物桑寄生的干燥带叶茎枝。老枝无毛，有多数细小的突点，嫩枝略有暗灰色短毛。叶互生或近对生，单叶，叶片卵形或长圆状卵形，幼叶有毛，老叶无毛，无毛或幼时有极短锈色毛。花红褐色，果实椭圆形，表面有小瘤体，摸之有粗糙感。

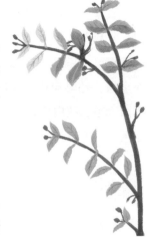

🌿 生境分布 ····

桑寄生多生长于桑树、木棉、龙眼、桃树、杨桃、李树、油茶、荔枝等植物上，分布于广西、广东、云南、福建等地。

性味	性平，味苦、甘。
功效	补肝肾，强筋骨，祛风湿，安胎元。用于治疗腰痛，关节痛，胎动不安，筋骨无力等症。
使用禁忌	心脏病患者忌服。

🌿 实用良方 ····

配方： 桑寄生15克，独活10克，乌梢蛇12克，蜈蚣2条。

用法： 水煎服，每日1剂，每日1次。

主治： 坐骨神经痛。

配方：鲜桑寄生 60 克，鸡蛋 5 枚。

用法：煮鸡蛋食。

主治：腰痛。

配方：桑寄生、独活、秦艽、杜仲、当归各 10 克。

用法：水煎服，每日 1 剂。

主治：伤及肝肾，腰膝酸痛，筋骨无力。

配方：桑寄生 15 克，续断 9 克，白术 12 克。

用法：水煎服。

主治：先兆流产。

五加皮 五花皮、豺漆、豺节

植物形态

五加皮为五加科植物细柱五加的干燥根皮。茎直立或攀缘，有明显皮孔，有刺或无刺，刺通常生于叶柄的基部，先端向下弯，呈钩状。叶互生或簇生，具长柄，掌状复叶，小叶倒卵形或倒披针形，上半部有锯齿，顶端尖锐。伞形花序，黄绿色。浆果球形，紫黑色。

生境分布

细柱五加多生长于山坡或路旁的灌木丛中，分布于我国华中、华东、华南和西南等地。

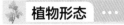

性味	性温，味辛、苦、微甘。
功效	祛风湿，补肝肾，强筋骨。用于治疗筋骨痿软，小儿行迟，水肿，脚气等症。
使用禁忌	阴虚火旺者忌服。

方一

配方：五加皮100克，豨莶草60克，松节50克，白酒1500毫升。

用法：同浸泡1周，每次饮用30毫升。

主治：风湿性关节炎。

方二

配方：五加皮、炒杜仲、牛膝各30克。

用法：共为细末，每服6克，每日服2次。

主治：肝肾虚损，腰腿疼痛。

方三

配方：五加皮、木瓜、牛膝各20克。

用法：共为末，每服3克，每日服3次。

主治：小儿脚痿行迟。

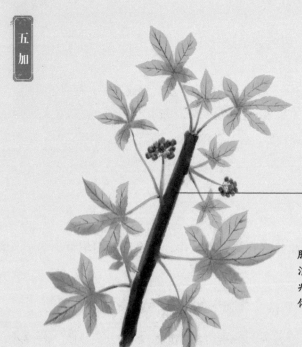

五加

皮具有祛风湿、补益肝肾、强筋壮骨、利水消肿的功效。可用于治疗风湿痹病、筋骨痿软、体虚乏力、水肿。

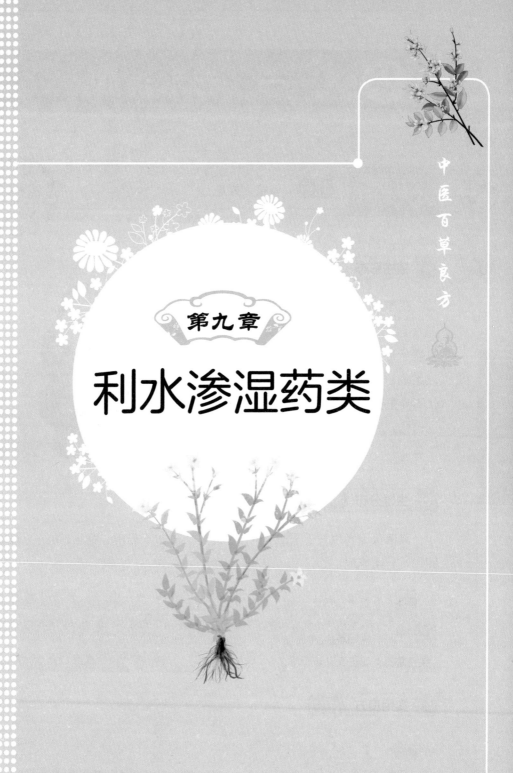

第九章

利水渗湿药类

一　利水消肿

茯苓

别名　白茯、云苓

植物形态

茯苓为多孔菌科真菌茯苓的干燥菌核。多为不规则的块状，表皮淡灰棕色或黑褐色，呈瘤状皱缩，内部白色稍带粉红，由无数菌丝组成。子实体伞形，口缘稍有齿；有性世代不易见到，蜂窝状，通常附菌核的外皮而生，初白色，后渐转变为淡棕色，一端尖，平滑，无色。

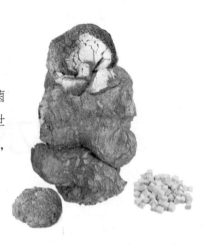

生境分布

真菌茯苓多生长于干燥、向阳的地方，分布于云南、湖北、山东、安徽、四川、云南等地。

性味	性平，味甘、淡。
功效	利水渗湿，健脾和中，宁心安神。用于治疗百日咳，水肿，小便不利，泄泻，失眠等症。
使用禁忌	阴虚火旺者忌服。

实用良方

配方：茯苓 10 克，猪苓 15 克，白术 9 克，桂枝 6 克，泽泻 5 克。

用法：水煎服，每日 1 剂，每日 1 次。

主治：小便不利，泄泻。

— 方 二 —

配方：茯苓 12 克，半夏 18 克，生姜 24 克。

用法：水煎服，每日 1 剂。

主治：病毒性心肌炎。

— 方 三 —

配方：茯苓、牛蒡子各 10 克，荆芥穗 6 克。

用法：水煎服，每日 1 剂，每日 1 次。

主治：百日咳。

赤小豆

别名 野赤豆、红皮豆、红豆、赤豆

植物形态

赤小豆为豆科植物赤小豆、赤豆的干燥成熟种子。赤小豆的茎直立或半攀缘，有显著的长硬毛。叶互生，三出复叶，具长柄，托叶披针形或卵状披针形，小叶卵形或卵状披针形，叶脉上有疏毛，纸质。花黄色，蝶形，腋生于短的总花梗上。荚果圆柱形或矩圆形，两端圆钝或平截，种皮赤褐色。

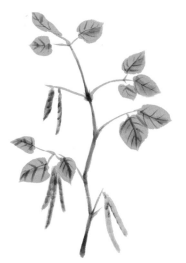

生境分布

赤小豆多为栽培，生长于田园中，分布于广东、广西、湖南、江西、江苏等地。

性味	性平，味甘、酸。
功效	利水消肿，清利湿热，解毒排脓。用于治疗急性肾炎发作期，发热咳嗽，面浮肢肿，小便不利等症。
使用禁忌	身体消瘦、尿多者忌服。

方 一

配方： 赤小豆30克，连翘12克，生姜皮6克，大枣3枚，桑白皮、麻黄、杏仁各10克。

用法： 水煎服，每日1剂，每日1次。

主治： 发热咳嗽，面浮肢肿。

方 二

配方： 赤小豆30粒，猪苦胆1个。

用法： 取上药，将赤小豆装入苦胆中，挂棚下阴干后研末。每日2克，分2次用水冲服。

主治： 顽固性呃逆。

方 三

配方： 赤小豆50克，鸡蛋1枚。

用法： 将赤小豆研细末，鸡蛋清调敷患处，每日换药1次。

主治： 流行性腮腺炎。

薏苡 别名 药玉米、珠珠米

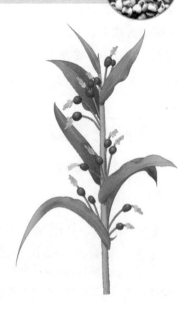

 植物形态 ····

薏苡为禾本科植物，种仁、根等皆可入药。秆直立，丛生，基部节上生根。叶互生，长披针形，鞘状抱茎，中脉明显，无毛。花单性同株。颖果包藏于球形中空骨质总苞内。秋末种子成熟时，割下地上部分，脱粒，晒干。

生境分布 ····

薏苡多为栽培，生长于排水良好的肥沃砂质壤土中，分布于福建、河北、辽宁等地。

性味	性凉，味甘、淡。
功效	利水渗湿，健脾止泻，除痹消痈。用于治疗水肿，脚气，小便不利，风湿痹证等。
使用禁忌	孕妇忌服。

 实用良方 ••••

 方一

配方：薏苡仁 24 克，车前子 9 克，苦参 12 克，土茯苓 18 克，苍术、黄柏各 6 克，鸡冠花 15 克。

用法：水煎，分 3 次服，每日 1 剂。

主治：白带异常。

方二

配方：薏苡根 50 克，鸡肝 1 具。

用法：加米泔水煮，吃肝喝汤。

主治：夜盲症。

方三

配方：薏苡仁 25 克，麻黄、桂枝各 6 克，苍术、生姜各 10 克，白芍 15 克，甘草 3 克。

用法：水煎服，每日 1 剂，每日 1 次。

主治：风寒湿痹。

泽泻

 别名 芒芋、鹄泻、及泻

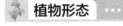 **植物形态** ••••

泽泻为泽泻科植物泽泻的干燥块茎。地下生球茎，连花茎高约 1 米。叶丛生，根出，长椭圆形至广卵形，先端渐尖，基部楔形或心脏形，叶柄下部叶鞘状，边缘膜质。花白色，复轮生总状花序。瘦果倒卵形，扁平，聚生成扁球状聚合果。冬季采挖，除去茎叶、须根；除去杂质，切片、晒干。

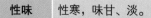
泽泻多生长于湖中、溪边浅水中及沼泽地中，分布于四川、山西、福建、陕西、云南、新疆等地。

性味	性寒，味甘、淡。
功效	利水渗湿，泄热祛痰。用于治疗肾炎水肿，风心病水肿，急性肠炎等症。
使用禁忌	无湿热、肾虚滑精者忌服。

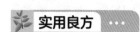 实用良方 ····

— 方 一 —

配方： 泽泻、猪苓各 30 克，苍术 25 克，薏苡仁 20 克。

用法： 共研细粉，内服，1 ～ 3 岁每次 2 克，每日服 3 次。

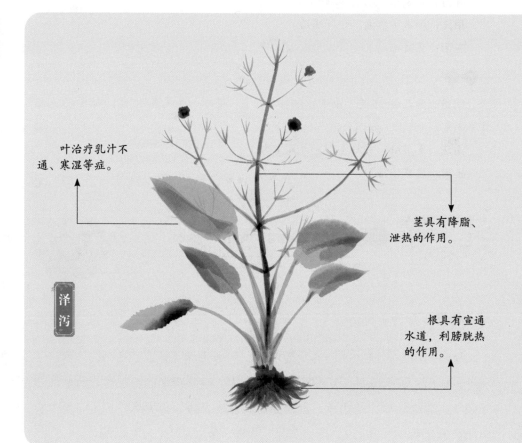

叶治疗乳汁不通、寒湿等症。

茎具有降脂、泄热的作用。

泽泻

根具有宣通水道，利膀胱热的作用。

主治：身重腹泻。

配方：泽泻、黄连各 25 克，甘草 10 克，草决明 5 克。
用法：共为末，每次 10 克，灯心汤调下。
主治：眼赤疼痛。

配方：泽泻、白头翁各 15 克，猪苓 9 克，车前子 6 克。
用法：水煎服，每日 1 剂，每日 1 次。
主治：急性肠炎。

杠板归   别名 犁头刺、蛇不过

植物形态

杠板归为蓼科植物，全草可入药。茎细长，四棱形，棱上有倒生的钩状刺，基部木质化，有时带红色。单叶互生，有长柄，柄上亦密生倒钩刺；叶片盾状三角形；托叶圆形，抱茎。短穗状花序顶生或腋生，白色或淡红紫色。瘦果球形，坚硬，有光泽，成熟时蓝色。

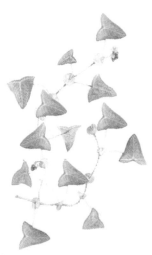

生境分布

杠板归多生长于田坎、沟边及山脚灌丛中，分布于湖南、江苏、安徽、浙江、四川、江西、湖北等地。

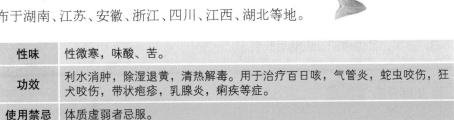

性味	性微寒，味酸、苦。
功效	利水消肿，除湿退黄，清热解毒。用于治疗百日咳，气管炎，蛇虫咬伤，狂犬咬伤，带状疱疹，乳腺炎，痢疾等症。
使用禁忌	体质虚弱者忌服。

配方：杠板归 30 克。

用法：切碎，水煎去渣，加入白糖调匀，分 3 次服。

主治：百日咳。

配方：鲜杠板归 100 克。

用法：洗净，捣碎，外敷伤处。

主治：毒蛇咬伤，蜂蜇伤。

配方：鲜杠板归 100 克。

用法：洗净，捣烂，加入食盐拌匀，外敷患处。

主治：湿疹，带状疱疹。

荠菜

别名 护生草、枕头草、角菜

植物形态 ····

荠菜为十字花科植物，带根全草可入药。主根细长，白色，茎直立，分枝。基生叶丛生，平铺地面，羽状深裂，基部下延；茎生叶长椭圆形或线状披针形，基部成耳状抱茎，边缘有不规则的缺刻和锯齿，两面有细柔毛。早春开花，花小，色白，多数生于茎顶。短角果倒三角形，扁平，顶端微凹，成熟后开裂。

生境分布 ····

荠菜多生长于路边、田野，分布于江苏、安徽等地。

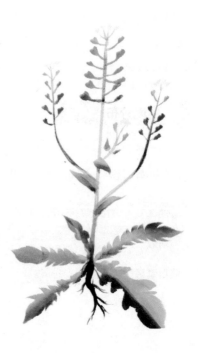

性味	性凉，味甘。
功效	清热利水，凉血止血。用于治疗水肿，头痛等症。
使用禁忌	小便不禁者、火热暴注者忌服。

 实用良方 ••••

方 一

配方：荠菜、萹蓄各 30 克，玉米须 25 克。

用法：水煎服，每日 1 剂，每日 1 次。

主治：肾炎水肿。

方 二

配方：鲜荠菜 100 克，鸡蛋 3 枚。

用法：将荠菜煎水去渣，打入鸡蛋同煎熟，吃蛋喝汤。

主治：肝火头痛。

方 三

配方：鲜荠菜 25 克，白茅根 50 克。

用法：水煎服，每日 1 剂，每日 1 次。

主治：小儿腹泻。

石油菜 **别名** 石苋菜、肥奴奴草

 植物形态 ••••

　　石油菜为荨麻科植物，全草可入药。茎肉质，肥厚，光滑无毛，具明显的节，节距约 3 厘米。单叶对生，广卵形至稍扁圆形，先端钝圆或急尖，基部平截或稍圆，全缘，肉质，厚而脆，主脉 3 条；托叶三角形。聚伞花序，花药白色；子房椭圆形，柱头毛笔状，白色。

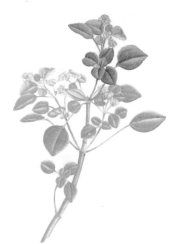

 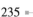

生境分布

石油菜多生长于荫地岩石上，分布于广西、湖南等地。

性味	性凉，味淡。
功效	清热解毒，润肺止咳，消肿止痛。用于治疗肺热咳嗽，肺结核，肾炎水肿，烧烫伤，疮疖肿毒等症。
使用禁忌	痰多者忌服。

实用良方

方一

配方：鲜石油菜 10 克，金丝草 15 克，鱼腥草 12 克，伤寒草 9 克。

用法：水煎服，每日 1 剂，每日 1 次。

主治：感冒发热。

方二

配方：鲜石油菜 100 克。

用法：水煎服，每日 1 剂，每日 1 次。

主治：肺热咳嗽，肺结核。

泽漆 漆茎

植物形态

泽漆为大戟科植物，全草可入药。茎基部分枝，茎丛生，无毛或仅分枝略具疏毛。叶互生，倒卵形或匙形，先端微凹，边缘中部以上有细锯齿，无柄。基部楔形，两面深绿色或灰绿色，被疏长毛，下部叶小，开花后渐脱落。花黄绿色，杯状聚伞花序顶生。种子褐色，卵形，蒴果无毛。

生境分布

泽漆多生长于湿地、沟边及荒地草丛中，分布于除新疆、西藏以外的地区。

性味	性微寒，味辛、苦。
功效	利水消肿，化痰止咳，散结。用于治疗浑身水肿、四肢无力、肝硬化等症。
使用禁忌	脾胃虚弱者、气血亏虚者及孕妇忌服。

 实用良方 ····

━┤方 一├━

配方： 泽漆根 500 克，鲤鱼 2.5 千克，赤小豆 1 千克，生姜 400 克，茯苓 150 克，人参、麦门冬、甘草各 100 克。

用法： 水煎服，每日 1 剂，每日 1 次。

主治： 浑身水肿，四肢无力。

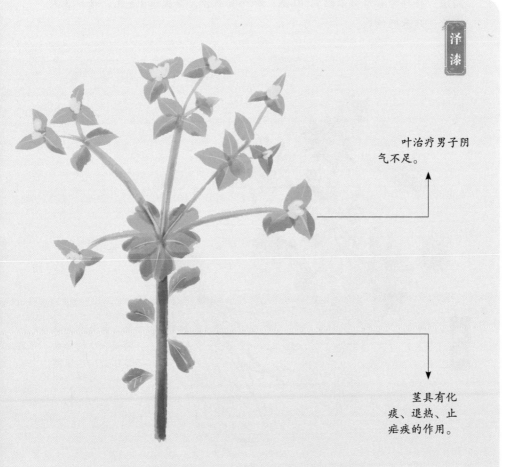

泽漆

叶治疗男子阴气不足。

茎具有化痰、退热、止疟疾的作用。

配方： 泽漆鲜品200克。

用法： 捣汁，以文火熬成膏，每次服2茶匙，每日3次。

主治： 肝硬化。

配方： 泽漆、桂枝、党参、炙紫菀、法半夏各9克，炙麻黄、杏仁、炙甘草各6克，生姜3片。

用法： 水煎服，每日1剂。

主治： 支气管哮喘。

配方： 鲜泽漆500克（干品亦可），蜂蜜80克。

用法： 将鲜泽漆水煎浓缩到80克，加蜂蜜混合，每次服1.5克，每日3次。

主治： 颈淋巴结核。

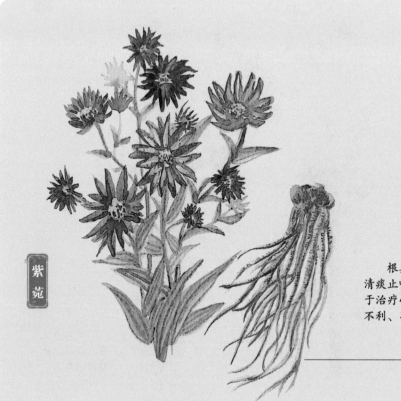

紫菀

根具有润肺下气、清痰止咳的功效。可用于治疗小儿咳嗽、小便不利、习惯性便秘。

中医百草良方

二　利尿通淋

通草　 别名　通脱木

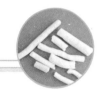

植物形态 ····

通草为五加科植物通脱木的干燥茎髓。通脱木的幼枝、叶背及花序被白或褐色星状毛；髓大，白色，纸质。叶大，聚生茎顶，基部心形，全缘或有粗齿，叶柄粗长；托叶膜质，锥形，基部合生。花白色，多数球状伞形花序集成大型复圆锥花序；花小，花萼不显。核果状浆果扁球形，紫黑色。

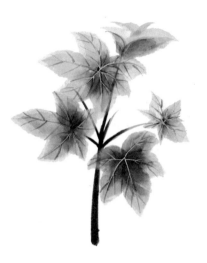

生境分布 ····

通草多生长于向阳肥厚的土壤中，分布于贵州、四川、广西、云南等地。

性味	性微寒，味甘、淡。
功效	清热利水，通气下乳。用于治疗湿温尿赤，淋病涩痛，水肿尿少，乳汁不下等症。
使用禁忌	孕妇忌服。

实用良方 ····

—— 方 一 ——

配方：通草、冬葵子各10克，滑石15克，石韦6克。

用法：水煎服，每日1剂。

主治：小便不通。

配方：通草 6 克，大腹皮 9 克，茯苓皮 12 克。

用法：水煎服，每日 1 剂。

主治：急性肾炎。

配方：滑石 15 克，通草、车前、冬葵子各 12 克。

用法：捣为细末，过筛。用酢浆水送服 3 克，渐加至 6 克。

主治：产后淋病。

酢浆草

别名 斑鸠酸、三叶酸、黄瓜草

植物形态

酢浆草为酢浆草科植物，全草入药。茎匍匐，多分枝，节节生根。叶互生，掌状复叶，形小；小叶 3 枚，倒心形。伞形花序，腋生，5 片花瓣，黄色，倒卵形。蒴果近圆柱形，有 5 棱，熟时裂开将种子弹出。种子小，扁卵形，褐色。

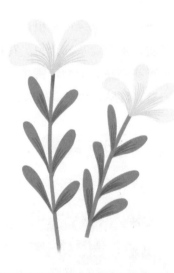

生境分布

酢浆草多生长于路边、田边、林下阴湿处及荒地，分布于我国各地。

性味	性寒，味酸。
功效	清热利湿，消肿解毒。用于治疗神经衰弱，失眠，龋齿疼痛等症。
使用禁忌	胃酸过多者、孕妇及儿童忌服。

实用良方

配方：鲜酢浆草 50 克，大枣 10 枚，松针 20 克。

用法：水煎服，每日 1 剂。

主治：神经衰弱失眠。

配方：酢浆草 30 克，黄荆 10 克。

用法：水煎服，每日 1 剂。

主治：流感。

配方：鲜酢浆草 50 克，蜀椒 40 粒。

用法：将蜀椒研末，与酢浆草共捣烂，搓成黄豆大小块，干燥。每次用 1 块，塞龋孔中。

主治：龋齿疼痛。

地肤子　别名　地葵、地麦

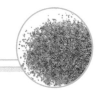

植物形态

地肤子为藜科植物地肤的干燥成熟果实。茎直立，多分枝，淡绿色或浅红色，有短柔毛。叶互生，线形或披针形。花小，两性或雌性，单生或二朵生于叶腋，黄绿色；子房上位。胞果呈扁球形，包于宿存花被内。

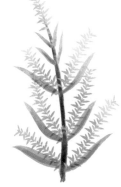

生境分布

地肤多生长于肥沃、向阳、平坦、排水良好的砂质壤土中，分布于河北、山西、山东、河南、江苏等地。

性味	性寒，味辛、苦。
功效	清热利湿，祛风止痒。用于治疗小便不利，淋沥涩痛，湿疮瘙痒等症。
使用禁忌	阳虚无湿热者、阴虚火盛者、过敏体质者、孕妇忌服。不宜与生葱、桃、李、螵蛸同服。

实用良方

—— 方一 ——

配方： 地肤子 15 克，知母、通草、冬葵子、黄芩、猪苓、瞿麦、枳实、升麻、海藻各 10 克。

用法： 水煎服，每日 1 剂。

主治： 热淋涩痛。

—— 方二 ——

配方： 怀熟地 50 克，生龟板、生杭芍各 25 克，地肤子 5 克。

用法： 煎服。

主治： 阴虚血亏，小便不利。

—— 方三 ——

配方： 地肤子 30 克。

用法： 焙干，捣罗为散，每次 9 克，每日服 3 次。

主治： 痔疮。

川木通 别名 油木通、淮木通

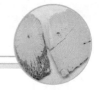

 植物形态

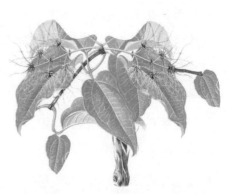

川木通为毛茛科植物小木通或绣球藤的干燥藤茎。小木通的茎呈红紫色或黄褐色，有条纹。三出复叶对生；小叶片革质，卵状披针形或卵状长方形，先端长尖，基部圆或心形，全缘，侧脉网状，明显。圆锥花序腋生、顶生，白色，花瓣状，长方形或倒卵状长方形。瘦果扁卵圆形，有羽状毛。

 生境分布

川木通多生长于悬崖边、溪流河畔、山坡林缘以及灌木丛中，分布于四川、贵州、湖南等地。

性味	性寒，味淡、苦。
功效	清热利尿，通经下乳。用于治疗心火亢盛，心胸烦热，口舌生疮，小便赤涩热痛等症。
使用禁忌	孕妇忌服。

实用良方 ...

配方：川木通、王不留行各 10 克，川木瓜 50 克。

用法：水煎服，每日 1 剂。

主治：乳妇奶少。

石韦

别名 石皮、石苇、石鞭

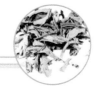

植物形态 ...

石韦为水龙骨科植物石韦、庐山石韦或有柄石韦的干燥叶。石韦的根状茎细长横走，被深褐色鳞片，边缘有鳞毛。根须状，叶革质，疏生；叶柄基部有关节，叶片披针形至卵状椭圆形，先端渐尖，基部渐窄，中脉及侧脉明显，下面密被灰棕色星状毛。孢子叶背面全部着生孢子囊群，无囊群盖。

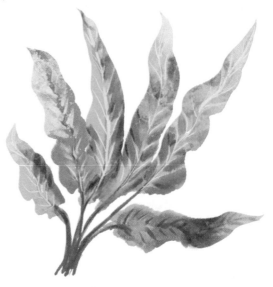

生境分布 ...

石韦多生长于稍干的岩石上或树干上，分布于广东、江苏、湖南、四川等地。

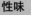

性味	性微寒，味苦、甘。
功效	利尿通淋，清肺止咳，止血。用于治疗热淋，血淋，石淋，吐血，尿血，肺热咳喘等症。
使用禁忌	阴虚者、无湿热者忌服。

 实用良方 ....

方一

配方：石韦12克，车前草、滑石各9克，木通5克，蒲黄6克。

用法：水煎服，每日1剂。

主治：泌尿道结石。

方二

配方：石韦50克。

用法：浓煎，去渣，加入冰糖溶化，分3次服。

主治：支气管哮喘急性发作。

方三

配方：石韦30克，甘草3克，红枣15克。

用法：水煎服，每日1剂。

主治：放疗、化疗引起的白细胞减少症。

萹蓄　别名　七星草

 植物形态 ....

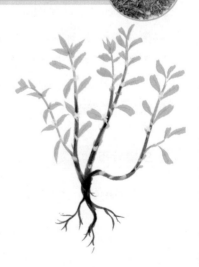

　　萹蓄为蓼科植物萹蓄的干燥地上部分。茎绿色，平卧地上或向上斜升，表面具纵条纹。叶互生，柄极短，托鞘膜质，淡褐色，先端二裂；叶片椭圆形或披针形，全缘或略带波状起伏。茎、叶有白粉。花小，数个簇生于叶腋，绿白色，花蕾带红色；自茎基部至顶端均生有花。瘦果三角形，黑色。

生境分布 ····

扁蓄多生长于路旁、田野间及潮湿且阳光充足的地方，分布于南方各地。

性味	性微寒，味苦。
功效	利水通淋，杀虫止痒。用于治疗热淋尿痛，小便不通，泻痢，黄疸，皮肤湿疹，疥癣，阴痒等症。
使用禁忌	阴虚及脾胃虚脱者忌服。

实用良方 ····

方 一

配方：鲜扁蓄 60 克，地锦草 30 克。

用法：水煎服，每日 1 剂。

主治：细菌性痢疾。

方 二

配方：扁蓄 15 克，石韦 10 克，金银花 6 克。

用法：水煎服，每日 1 剂。

主治：小便短赤。

方 三

配方：扁蓄、地肤子、苦参、黄柏各 10 克。

用法：水煎，熏洗患处。

主治：阴痒，湿疹。

车前草

别名 牛甜菜、车轮菜、鸭脚板

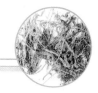

第九章 利水渗湿药类

植物形态 ····

车前草为车前科植物，全草和种子可入药。叶簇生地上，卵形或椭圆形，先端尖或钝，基部狭窄成长柄，全缘或有不规则波状浅齿。花梗从叶丛中抽出。花极小，白色，成细长花穗。果实成熟时环状裂开。种子细小，黑褐色。

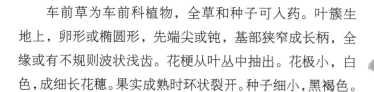

生境分布

车前草多生长于田边、草地、路旁，分布于辽宁、山西、河北等地。

性味	性寒，味甘。
功效	利水渗湿，清肝明目，清热解毒。用于治疗感冒咳嗽，肺炎，百日咳，膀胱炎，白浊，黄疸等症。
使用禁忌	脾胃虚弱者忌服。

实用良方

配方：车前草 30 克，绿豆 100 克。

用法：水煎，分 2 次服。

主治：夏季腹泻，泻而不爽。

配方：车前草 15 克，灯心草 10 克。

用法：水煎服，每日 1 剂。

主治：口腔糜烂。

配方：车前草、白茅根、野菊花、白花蛇舌草、一点红各 30 克。

用法：水煎服，每日 1 剂。

主治：急性肾炎。

瞿麦

别名 大菊、巨句麦、大兰

植物形态

　　瞿麦为石竹科植物瞿麦或石竹的干燥地上部分。瞿麦的茎直立，无毛，有环状节，上部二叉分枝。叶对生，单叶；叶片条形或条状披针形。花单朵或成对生于枝顶，或数朵集生成聚伞花序，淡紫色；萼筒粉绿色或常带淡紫色红晕；每片花瓣的顶端深裂成细线条。果实长筒形。种子扁圆形，边缘有宽于种子的翅。夏秋季花果期采割为佳，除去杂质，晒干备用。

生境分布 ....

瞿麦多生长于草地、山坡及林下，分布于华北、东北、西北、华东及四川等地。

性味	性寒，味苦。
功效	利尿通淋，破血通经。用于治疗泌尿道感染，泌尿道结石，血瘀经闭等症。
使用禁忌	孕妇忌服。

实用良方 ....

方一

配方：瞿麦、丹参、益母草各15克，赤芍、香附各9克，红花6克。

用法：水煎服，每日1剂。

主治：血瘀经闭。

方二

配方：瞿麦、菊花各9克。

用法：水煎服，每日1剂。

主治：目赤肿痛。

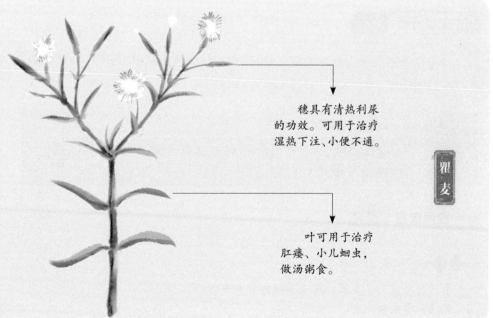

穗具有清热利尿的功效。可用于治疗湿热下注、小便不通。

叶可用于治疗肛瘘、小儿蛔虫，做汤粥食。

瞿麦

三 利湿退黄

鸡骨草

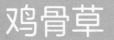 **植物形态**

鸡骨草为豆科植物广州相思子的干燥全株。嫩枝和叶柄均有白色柔毛，茎细长，平滑，棕褐色。根圆锥形，表面棕褐色。叶互生，双数羽状复叶，叶轴顶端有短尖，叶面有疏伏毛，叶背有粗糙伏毛，叶柄基部有线状披针形托叶。花紫红色或淡紫色，花丝全部合成管状，上部分离。果为荚果，扁平，长圆形，果皮有糙伏毛，成熟时浅褐色，开裂，内有黑褐色或暗褐色种子。

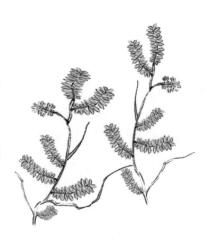

生境分布

鸡骨草多生长于山野坡地荒芜处、山坡疏林或灌木丛中，分布于我国广西、广东、湖南等地。

性味	性凉，味甘、微苦。
功效	清热利湿，舒肝止痛。用于治疗口腔炎，感冒等症。
使用禁忌	种子有毒，忌服。

实用良方

 方一

配方：鸡骨草、茵陈、苦丁茶、功劳木各30克。

用法：水煎服。

中医百草良方

主治： 急性黄疸型肝炎。

配方： 鸡骨草 60 克，金银花藤 6 克，甘草 3 克。

用法： 水煎服。

主治： 感冒。

配方： 鸡骨草根 (蜜糖炙)30 克，煲猪肝 6 克。

用法： 内服。

主治： 慢性肝炎。

垂盆草

别名 还魂草、养鸡草、狗牙齿

植物形态

垂盆草为景天科植物，全草可入药。茎匍匐于地面，随处生根。叶 3 片轮生，无柄，倒披针形至长圆形，顶端尖，基部渐狭。小花淡黄色，顶生，排成聚伞花序；萼片阔披针形或长圆形，肉质。种子细小，卵圆形。

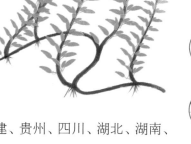

生境分布

垂盆草多生长于山谷、山坡岩石上、石路旁、溪边、沟边阴湿处，分布于吉林、辽宁、陕西、山西、甘肃、山东、河北、河南、北京、福建、贵州、四川、湖北、湖南、安徽、江西、浙江、江苏、广西等地。

性味	性凉，味甘、淡。
功效	清热利湿，解毒消肿。用于治疗跌打损伤，烫伤等症。
使用禁忌	脾胃虚弱者忌服。

实用良方 ····

方一

配方：鲜垂盆草 50 克，白酒 30 克。

用法：将垂盆草捣烂，加酒炒热，敷伤处。

主治：跌打损伤。

 方二

配方：鲜垂盆草 100 克。

用法：水煎服，每日 1 剂。

主治：烫伤。

 方三

配方：鲜垂盆草 80 克。

用法：捣烂，与面粉少许混合调成糊状敷患处。

主治：蜂窝组织炎，乳腺炎。

茵陈

 别名 绵茵陈、茵陈蒿、西茵陈、绒蒿、猴子毛

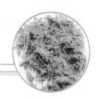

植物形态 ····

　　茵陈为菊科植物滨蒿或茵陈蒿的干燥地上部分。茵陈蒿的茎直立，基部木质化，上部多分枝，表面具纵浅槽。基生叶披散地上，有柄，二至三回羽状全裂或掌状裂；茎生叶无柄，无毛，基部抱茎，羽状全裂。小头状花序排成圆锥花序状，球形或卵形，花缘黄色。瘦果长圆形。

生境分布 ····

　　茵陈蒿多生长于山坡、河岸、沙砾地，分布于山西、河北、陕西等地。

性味	性微寒，味苦、辛。
功效	清湿热，退黄疸。用于治疗黄疸，风疹瘙痒，皮肤肿痒，小便黄涩，身面发黄等症。
使用禁忌	气血亏虚、蓄血发黄者忌服。

方 一

配方：茵陈 18 克，栀子、大黄各 9 克。

用法：水煎服，每日 1 剂。

主治：湿热黄疸，急、慢性黄疸型肝炎。

方 二

配方：茵陈 20 克。

用法：文火煮沸 10 分钟，去渣。代茶饮。

主治：口腔炎，口腔溃疡。

方 三

配方：茵陈、车前草各 30 克，栀子根 15 克，木贼、地耳草各 5 克。

用法：水煎服，每日 1 剂。

主治：慢性肝炎。

地耳草 田基黄、七寸金

 植物形态 ....

地耳草为金丝桃科植物，全草可入药。茎丛生，四方形，直立或斜生，基部近节处生细根。叶对生，无柄而多少抱茎，叶片卵形，叶面有透明油点，正面直脉明显。花小，黄色，聚伞花序顶生。果长圆形，成熟时开裂为 3 瓣。

 生境分布 ....

地耳草多生长于潮湿、地势向阳或有黄泥土的地方，分布于山东、辽宁等地。

性味	性平，味甘、苦。
功效	清热利湿，活血解毒。用于治疗跌打损伤，急性肠炎等症。
使用禁忌	身体虚寒者忌服。

—方一—

配方：地耳草30克，黄酒80毫升。

用法：将地耳草水煎去渣，加入黄酒煮沸，分2次服。

主治：跌打损伤。

—方二—

配方：鲜地耳草50克，车前草25克，鲜凤尾草30克。

用法：水煎服，每日1剂，连服3～5日。

主治：急性肠炎。

—方三—

配方：地耳草25克，去核干荔枝10个，黄酒15毫升。

用法：水煎，分3次服。

主治：疝气。

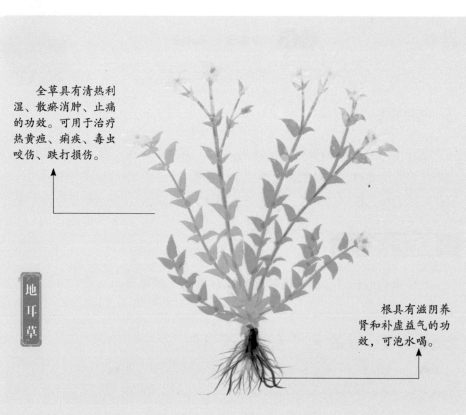

全草具有清热利湿、散瘀消肿、止痛的功效。可用于治疗热黄疸、痢疾、毒虫咬伤、跌打损伤。

地耳草

根具有滋阴养肾和补虚益气的功效，可泡水喝。

中医百草良方

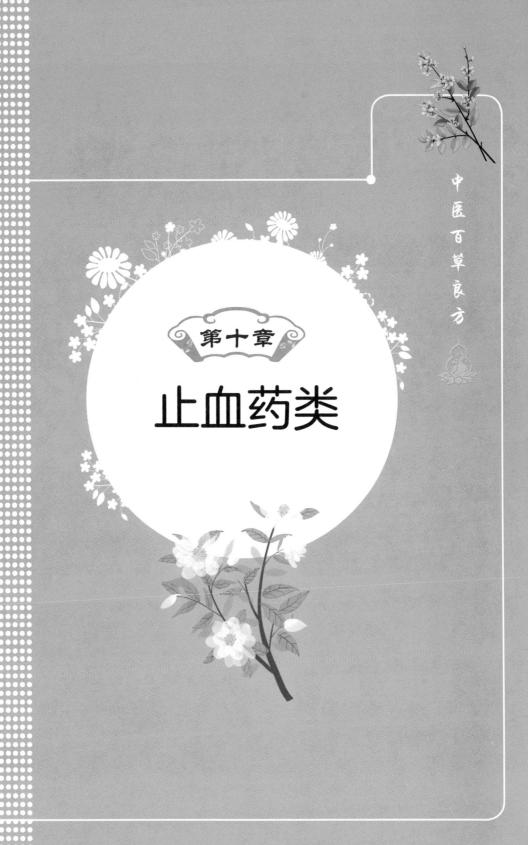

第十章

止血药类

一 凉血止血

山茶花

別名 别名 茶花、耐冬、红茶花

植物形态 ····

山茶花为山茶科植物,根、花可入药。单叶互生,叶片革质,肥厚,卵形或椭圆形,边缘有细锯齿。花色多红色、白色或杂色花,单生于叶腋,栽培种为重瓣。蒴果圆形三角状,褐色。种子淡黑褐色。春、夏采花,阴干入药。

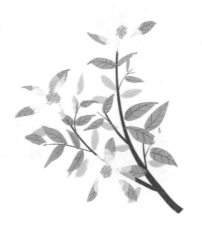

生境分布 ····

山茶花多为栽培,生长于湿度比较大的酸性土壤中,分布于山东、四川、江西等地。

性味	性凉,味甘、苦、辛。
功效	凉血止血,散瘀消肿。用于治疗烫伤,烧伤,咯血等症。
使用禁忌	阴虚火旺者及经期女性忌服。

实用良方 ····

方一

配方:山茶花 150 克,麻油 15 克。

用法:将山茶花烘干,研细末,麻油调涂伤处,每日 3 次。

主治:小面积烫伤、烧伤。

中医百草良方

配方： 山茶花6克，地榆炭15克。

用法： 水煎服，每日1剂。

主治： 痔疮出血。

配方： 山茶花50克，白及30克。

用法： 山茶花焙焦，白及用沙炒脆，共研细末，每服9克。

主治： 咯血。

鸡冠花

别名 鸡公花、鸡角枪、鸡髻花

🌿 植物形态

　　鸡冠花为苋科植物鸡冠花的干燥花序。茎直立，粗壮。单叶互生，长椭圆形至卵状披针形，先端渐尖，全缘，基部渐狭而成叶柄。花色多样，有紫、红、淡红、黄或杂色等，穗状花序多变异，生于茎的先端或分枝的末端，常呈鸡冠状。胞果成熟时横裂，内有黑色细小种子2至数粒。花序充分长大，并有部分果实成熟时，剪下花序，晒干备用。

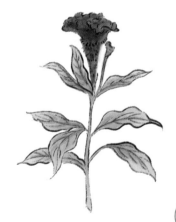

⭐ 生境分布

　　鸡冠花多为栽培，生长于阳光充足且干燥的环境中，分布于河北、天津、北京、山东、江苏、上海、湖北、河南等地。

性味	性凉，味甘、涩。
功效	凉血止血，止痢，止带。用于治疗功能性子宫出血，白带过多，血热漏下，阴道滴虫等症。
使用禁忌	体虚者、胃寒者忌服。

实用良方 ····

方一

配方：炒鸡冠花、红糖各 30 克。

用法：水煎，当茶饮。

主治：功能性子宫出血。

 方二

配方：鸡冠花 150 克，蛇床子 15 克。

用法：水煎熏洗，每日 2 次。

主治：阴道滴虫。

 方三

配方：鸡冠花、艾根、黄荆根各 15 克。

用法：水煎服，每日 1 剂。

主治：青光眼。

地榆 别名 玉扎、山枣子、紫地榆、红地榆

 植物形态 ····

地榆为蔷薇科植物地榆或长叶地榆的干燥根。地榆的根呈纺锤形或细长圆锥形，暗棕色或红棕色。茎直立，上部分枝。单数羽状复叶，基生叶比茎生叶大，有长柄；茎生叶互生，几乎无柄，椭圆形至长圆形。夏季茎顶开暗紫红色小花，密集成顶生的圆柱形穗状花序。瘦果椭圆形，棕色。

 生境分布 ····

地榆多生长于山坡草地、疏林下及灌木丛中，分布于辽宁、黑龙江、山西、河北、甘肃等地。

性味	性微寒，味苦、酸、涩。
功效	凉血止血，解毒敛疮。用于治疗上消化道出血，痔疮出血，功能性子宫出血，菌痢，湿疹，烧烫伤等症。
使用禁忌	虚寒性出血与大面积烧伤者忌服。

实用良方 ...

—方一—

配方：地榆（炒）20克，干荔枝10个。

用法：水煎服，每日1剂。

主治：月经过多。

—方二—

配方：地榆、卷柏各10克。

用法：研末，每次10克，每日服2次。

主治：内痔便血。

—方三—

配方：地榆根100克。

用法：炒炭（存性），研细末，用麻油调成软膏，涂患处。

主治：烫伤，烧伤。

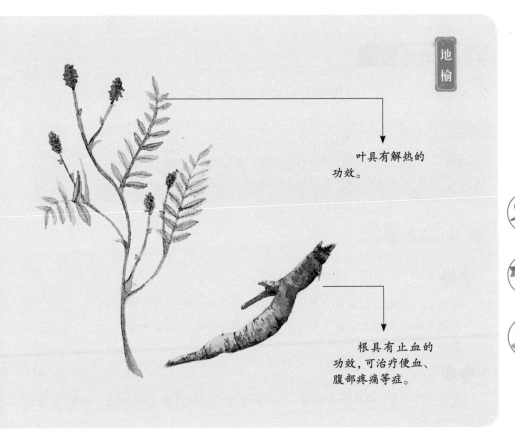

地榆

叶具有解热的功效。

根具有止血的功效，可治疗便血、腹部疼痛等症。

苎麻根

别名 苎麻茹、苎根、野苎根

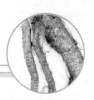

植物形态

　　苎麻根为麻科植物苎麻的根。茎直立，多分枝。叶互生，有毛；叶片阔卵形或近圆形，先端渐尖，呈短尾状，基部圆形或阔楔形；上面绿色，粗糙，散生粗疏毛，下面灰白色，密被交织的白色绵毛，边缘有粗锯齿，基出 3 脉；托叶锥形，早落。花小成束，雄花黄白色，雌花淡绿色。瘦果集成小球状，细小，椭圆形，压扁状，密生短毛，外有宿存花被，宿存柱头丝状，内含种子 1 粒。

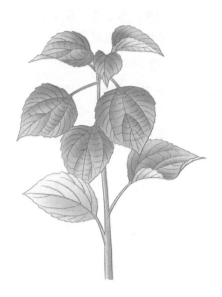

生境分布

　　苎麻多生长于山沟、山坡及路旁，分布于山东、江苏、山西等地。

性味	性寒，味甘。
功效	凉血止血，清热安胎，清解热毒。用于治疗跌打损伤，脱臼等症。
使用禁忌	脾胃虚弱者忌服。

实用良方

方一

配方： 苎麻根、马齿苋、赤小豆、芭蕉根、丝瓜皮、菊花根各 10 克。

用法： 焙干研细末，每用 5 克，米泔水调匀涂之，每日 3 次。

主治： 小儿天疱疮。

方二

配方： 苎麻根、鲜木芙蓉根皮、茶叶树根皮、泡桐树根皮各 20 克，面粉 35 克，鸡蛋白 25 克。

用法：先将伤骨复位，取鲜药去粗煎水，涂患处。

主治：跌打损伤，脱白。

白茅根

别名 甜草根、茅根、茅草根

植物形态 ...

　　白茅根为禾本科植物白茅的干燥根茎。地下有白色、细长、有节的根茎，节上有褐色鳞片和细根。秆丛生，直立，节上有长柔毛。叶多集生于基部，叶片扁平线形。春夏开花，花序圆柱状生于秆顶，密生银白色长柔毛（即白茅花）。新鲜根茎有甜味。

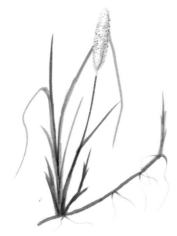

生境分布 ...

　　白茅多生长于山坡、路旁及草地上，分布于我国各地。

性味	性寒，味甘。
功效	凉血止血，清热利尿。用于治疗血热吐血，尿血，热病烦渴，水肿，热淋涩痛，急性肾炎水肿等症。
使用禁忌	脾胃虚弱者忌服。

实用良方 ...

　　配方：鲜白茅根 100 克。

　　用法：水煎当茶饮。

　　主治：麻疹疹透后身热不退。

　　配方：鲜白茅根 90 克，仙鹤草 20 克。

　　用法：水煎服，每日 1 剂。

　　主治：肺热咯血。

方三

配方： 白茅根 60 克。

用法： 水煎 2 次，分 2 次服。

主治： 病毒性肝炎。

小蓟

别名 青刺蓟、野红花、刺儿菜

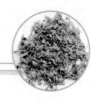

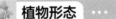 **植物形态** ···

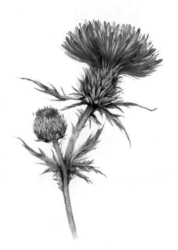

　　小蓟为菊科植物刺儿菜的带花全草，花、叶、根、茎皆可入药。地下有长匍匐根。根粗壮，圆柱形，有分枝。茎直立，被白绵毛。叶互生，叶片长椭圆状披针形，先端尖，基部渐狭或圆状，边缘有锯齿及针刺，两面有疏密不等的白色蛛丝状毛。头状花序，淡紫色，平生于枝顶。瘦果长椭圆形，无毛。

生境分布 ···

　　刺儿菜多生长于丘陵、山坡、平原、河旁或田间，分布于我国各地。

性味	性凉，味甘、苦。
功效	凉血止血，散瘀消痈。用于治疗乳痈，扁桃体炎，急性肝炎等症。
使用禁忌	脾胃虚弱者忌服。

实用良方 ···

配方： 小蓟花 15 克，月季花 12 克。

用法： 水煎去渣，加米酒适量服。

主治： 月经不调。

中医百草良方

配方：小蓟、大蓟、侧柏叶各 10 克，栀子、仙鹤草各 15 克。

用法：水煎服，每日 1 剂。

主治：吐血。

配方：鲜小蓟根 25 克，海金沙藤 15 克。

用法：水煎服，每日 1 剂，连服 5 日。

主治：血尿，小便不利。

槐角　别名　槐子、槐实

植物形态

槐角为豆科植物槐的干燥成熟果实。树皮粗糙纵裂，内皮鲜黄色，有臭气；幼枝绿色，皮孔明显。羽状复叶互生，卵状长圆形或卵状披针形，表面深绿色，无毛，背面苍白色，贴生短细毛。花蝶形，黄白色。槐角长而有节，呈连珠状，绿色，无毛，肉质，不开裂。种子肾形。

生境分布

槐树多生长于肥沃、排水良好的微酸性砂质土壤中，分布于华北平原、黄土高原等地。

性味	性寒，味苦。
功效	凉血止血，清肝明目。用于治疗痔血，便血，高血压等症。
使用禁忌	脾胃虚弱者及孕妇忌服。

实用良方

配方：槐角、苦参各 15 克，白矾 5 克。

用法：煎汤熏洗患处。

主治：痔疮肿痛。

配方：槐角、地榆、黄芩、当归各9克，防风5克。

用法：共研细粉，吞服。

主治：大便出血。

配方：金樱根、荔枝草各30克，炒槐角15克。

用法：水煎服，每日1剂。

主治：痔疮出血。

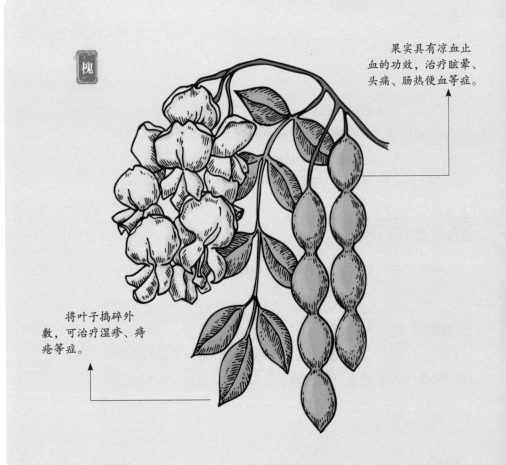

槐

果实具有凉血止血的功效，治疗眩晕、头痛、肠热便血等症。

将叶子捣碎外敷，可治疗湿疹、痔疮等症。

大蓟

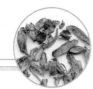

植物形态

大蓟为菊科植物，全草及根可入药。根肉质，圆锥状。茎直立，有纵条纹，幼时密被白色柔毛。根生叶较大，丛生；茎生叶互生，愈往上愈小；叶片长椭圆形，先端尖，羽状深裂，裂片再浅裂，边缘齿状，齿顶生刺。花紫红色，头状花序顶生或近顶生。瘦果椭圆形，略扁，顶端有白色羽状冠毛。夏采全草。

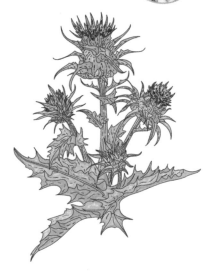

生境分布

大蓟多生长于路旁、山野间及荒地处，分布于浙江、江苏、四川等地。

性味	性凉，味甘。
功效	凉血止血，散瘀消痈。用于治疗吐血，尿血，便血，产后出血，月经过多，痈肿疔毒等症。
使用禁忌	脾胃虚弱者忌服。

实用良方

方一

配方：大蓟全草 100 克。

用法：捣烂敷患处，每日换 1 次。

主治：跌打扭伤，疮疖肿痛。

方二

配方：鲜大蓟根 40 克，鲜白茅根 35 克，猪瘦肉 80 克。

用法：加水炖烂，喝汤食肉。

主治：咯血，衄血，尿血，吐血。

方 三

配方： 大蓟根、白芍、黄芩、栀子炭、生地黄各 10 克。

用法： 水煎服，每日 1 剂。

主治： 月经过多。

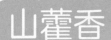 **别名** 断血流

植物形态

　　山藿香为唇形科植物广藿香的全草。茎四棱，上部直立，多分枝，被短柔毛。单叶对生，叶片卵形或长椭圆形，先端短尖，边缘有粗钝齿。总状花序，顶端生长假穗花，花柄有短毛；花冠白色、淡红色或淡紫色。花药 2 室，卵圆形。小坚果圆形，黄褐色。

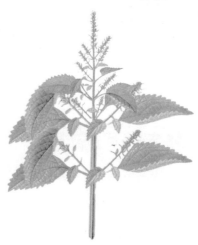

生境分布

　　山藿香多生长于山地林下的阴湿处，分布于广东、广西、江西、云南、四川、湖南等地。

性味	性凉，味微苦、涩。
功效	凉血止血，清热解毒。用于治疗吐血，肺痈，跌打损伤，毒蛇咬伤等症。
使用禁忌	孕妇忌服。

实用良方

配方： 山藿香 100 克。

用法： 煎汤，先熏后洗。

主治： 关节风湿痛。

配方： 山藿香 30 克。

用法： 水煎汤服用。

主治： 各种出血症。

配方： 鲜山藿香 100 克，冰糖 50 克。

用法： 水煎服，每日 1 剂。

主治： 咯血，吐血，衄血。

吉祥草

别名 蛇尾七、竹根化、竹叶青

植物形态 ....

吉祥草为百合科植物，全草可入药。根状茎匍匐于地下或地上，带绿色，亦间有白色，节明显，节上生根。叶簇生于匍匐茎的顶端或节部，长椭圆状披针形或条状披针形，全缘，先端尖或长尖，有叶鞘。穗状花序。浆果圆形，红色。种子白色。

生境分布 ....

吉祥草多生长于阴湿处或林下，分布于我国中部、南部及西南部各地。

性味	性凉，味甘。
功效	凉血止血，清肺止咳，解毒。用于治疗哮喘，扭伤等症。
使用禁忌	脾胃虚弱者忌服。

实用良方 ....

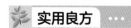

配方： 鲜吉祥草 30 克，冰片 5 克。

用法： 捣烂，绞汁，加冰片，灌服 3 匙。

主治：急惊风。

配方：吉祥草 30 克，百部、白果各 9 克。

用法：水煎服，每日 1 剂。

主治：哮喘。

配方：鲜吉祥草、鲜凤仙花苗、菊叶三七、凌霄花根各 30 克，白酒 10 克。

用法：洗净，捣烂，加酒炒热，敷伤处。

主治：跌打损伤，扭挫伤。

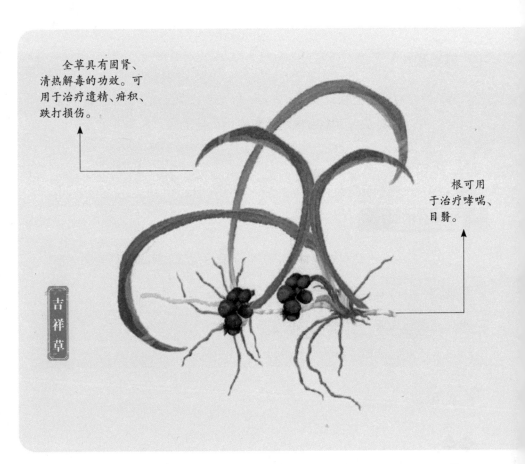

全草具有固肾、清热解毒的功效。可用于治疗遗精、疳积、跌打损伤。

根可用于治疗哮喘、目翳。

吉祥草

二 化瘀止血

卷柏

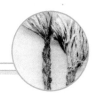

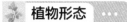

植物形态

卷柏为卷柏科植物卷柏、垫状卷柏的干燥全草。卷柏全株成莲座状，干后向内卷缩，形如握拳。根聚生成短干。茎直立，下着须根，各枝扇状分枝至 2～3 回羽状分枝。叶小，异型，交互排列；侧叶披针状钻形。孢子囊穗生于枝的顶端，四棱柱形。四季可采，春季为佳，剪去须根，晒干。

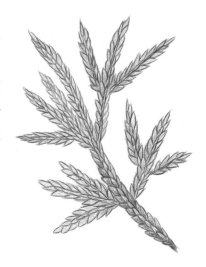

生境分布

卷柏多生长于岩石上，分布于我国各地。

性味	性平，味辛。
功效	化瘀止血。用于治疗吐血，衄血，便血，肠毒下血等症。
使用禁忌	孕妇忌服。

实用良方

── 方 一 ──

配方：卷柏 15 克，栀子（炒炭）10 克，仙鹤草、桑枝各 12 克。

用法：水煎服，每日 1 剂。

主治：肺结核咯血。

配方：卷柏（炒黑）、茵陈各15克。

用法：水煎服，每日1剂。

主治：血尿。

配方：卷柏（炒黑）50克。

用法：水煎服，每日1剂。

主治：跌打损伤。

白及 别名 白芨、甘根、连及草

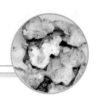

植物形态

　　白及为兰科植物白及的干燥块茎。块茎扁球形，上面有数圈同心环节，肉质，白色，有线状须根，断面有性。茎粗壮，直立。叶互生，叶片狭长圆形或披针形，先端渐尖，基部有管状鞘抱茎，边缘全缘，两面均无毛。花玫瑰紫色或淡红色，总状花序。果实长柱形。种子多数，细小如粉末状。

生境分布

　　白及多生长于温暖、阴湿的环境中，分布于贵州、四川、湖南、湖北、安徽、河南、浙江、陕西、云南、江西、甘肃、江苏、广东等地。

性味	性微寒，味苦、甘。
功效	收敛止血，消散痈肿，生肌敛疮。用于治疗胃溃疡，外伤出血，手足皲裂等症。
使用禁忌	不可与附子、制川乌、制草乌、草乌同服。

实用良方

配方：白及50克，去毛枇杷叶、藕节、阿胶各25克，蛤粉适量，生地黄汁适量。

用法：白及、枇杷叶、藕节研为细末，另以阿胶搓如豆大，蛤粉炒成珠，生地黄汁调之，火上炖化，入前药为丸，如龙眼大。每服1丸，嚼化。

主治：咯血。

配方：白及60克。

用法：研细末，开水冲服每次5克，每日3次。

主治：肺热吐血。

配方：白及粉、田七粉各3克。

用法：分3次开水冲服，每日1剂。

主治：消化道出血。

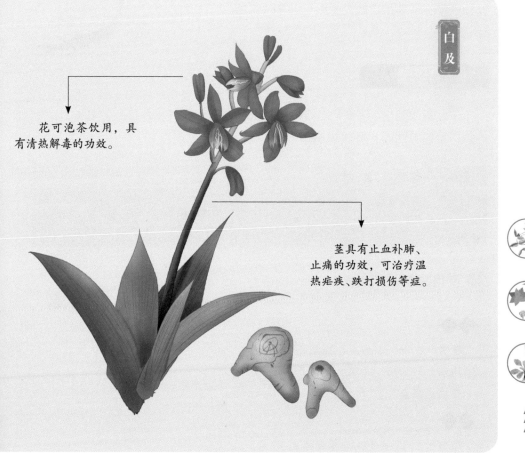

花可泡茶饮用，具有清热解毒的功效。

茎具有止血补肺、止痛的功效，可治疗温热疟疾、跌打损伤等症。

三七

别名 山漆、田七、参三七、金不换、人参三七

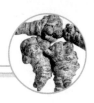

植物形态

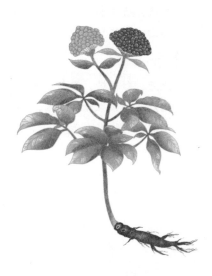

三七为五加科植物三七的干燥根。主根粗壮，肉质，倒圆锥形或短圆柱形，外皮黄绿色或黄棕色，有数条支根，顶端有短的根茎，根茎横生。茎直立，圆柱形，无毛。叶轮生；小叶片椭圆形或长圆状倒卵形，先端尖，基部狭，边缘有锯齿，两齿间有刺状毛，两面沿叶脉疏生刺状毛。花黄白色，组成伞形花序单生于枝顶。果实肾形，成熟时红色。种子球形，种皮白色。

生境分布

三七多为栽培，生长于山坡林荫下，分布于云南、广西、四川、湖北、江西、广东、福建、江西、浙江等地。

性味	性温，味甘、微苦。
功效	散瘀止血，消肿定痛。用于治疗各种内外出血症，瘀血阻滞之心腹刺痛，痛经，经闭，产后瘀血腹痛，跌打瘀痛，疮痈肿痛等症。
使用禁忌	孕妇忌服。

实用良方

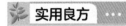

配方：三七、山楂炭、血余炭各30克。

用法：研细粉，每服8克，开水送服。

主治：咯血。

配方：三七10克，毛冬青根皮30克。

中医百草良方

用法：共研为细末，开水送服。

主治：跌打损伤。

—— 方三 ——

配方：三七粉 1 克，黄芪 10 克。

用法：用黄芪煎汤，冲服三七粉，每日 3 次。

主治：贫血。

 紫珠　别名　紫荆、止血草、紫珠草、紫荆

植物形态

　　紫珠为马鞭草科植物杜虹花、白棠子树、华紫珠、老鸦糊的叶。杜虹花的小枝被黄褐色星状毛。叶对生，卵状椭圆形，边缘有细齿，背面密生细毛和腺点。开紫色花，复聚伞状花序腋生，总花序柄短于叶柄。小核果球形，肉质，熟时紫红色。春、夏、秋采叶及嫩梢，鲜用或晒干；根四季可采。

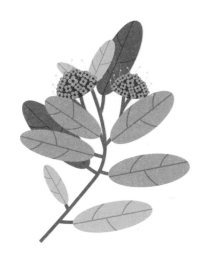

生境分布

　　杜虹花多生长于山坡、溪边林中或灌木丛中，分布于广西、广东、云南等地。

性味	性凉，味苦、涩。
功效	收敛止血，清热解毒。用于治疗咯血，吐血，尿血，便血，烧烫伤等症。
使用禁忌	表征初起者忌服。

实用良方

—— 方一 ——

配方：紫珠、仙鹤草、旱莲草各 30 克。

用法：水煎服，每日 1 剂。

主治：胃溃疡出血。

配方：鲜紫珠 60 克，冰糖 30 克。

用法：水炖，去渣，分 2 次服。

主治：跌打内伤出血。

配方：紫珠 100 克，鸭蛋 1 枚。

用法：烘干，研末，每次 5 克，调以蛋清，开水送服，每日 3 次。

主治：咯血。

仙鹤草

别名 脱力草、龙芽草、子母草、路边黄

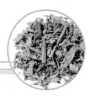

🌿 植物形态 ⋯

仙鹤草为蔷薇科植物龙芽草的干燥地上部分。全株有白色长毛。茎出自根端，圆形。叶互生，奇数羽状复叶，小叶大小不等，边缘有锯齿，在大型小叶之间有数对小型小叶；叶柄基部有 2 片卵形叶状托叶，抱茎。总状花序，枝梢叶腋开黄色小花。瘦果小，包在有钩刺的宿存花萼内。

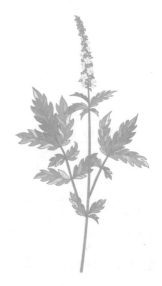

🌿 生境分布 ⋯

龙芽草多生长于路旁、溪边及灌木丛中，分布于浙江、江苏、湖北等地。

性味	性平，味苦、涩。
功效	收敛止血，止痢，补虚，杀虫。用于治疗咯血，泄泻，痢疾，疟疾，阴痒，疮疡肿毒，脱力劳伤等症。
使用禁忌	非出血者忌服。

实用良方 ····

方 一

配方：仙鹤草 25 克。

用法：水煎服，每日 1 剂。

主治：白痢，咯血，吐血。

方 二

配方：仙鹤草、白茅根各 30 克。

用法：水煎服，每日 1 剂。

主治：血小板减少性紫癜。

方 三

配方：仙鹤草根 30 克，鸡肉 500 克。

用法：煲鸡汤，食肉喝汤。

主治：贫血。

  红内消、血见愁、血茜草

 植物形态 ····

茜草为茜草科植物，干燥根及根茎可入药。根细长，金黄色或橙红色。茎方形，具四棱，疏生细倒刺。叶有长柄，卵形或卵状披针形，先端渐尖；基部心形，全缘；叶柄、叶缘和叶反面均有细刺。花小，淡黄色，排成圆锥状聚伞花序。结球形肉质浆果，成熟时黑色。

 生境分布 ····

茜草多生长于岩石旁或草丛中，分布于河北、山东、安徽、河南、陕西等地。

性味	性寒，味苦。
功效	凉血止血，祛瘀通经。用于治疗各种出血症，月经不调等症。
使用禁忌	脾胃虚弱、血虚发热者忌服。

方 一

配方： 茜草、三七、虎杖、菊花各9克，地鳖虫7只。

用法： 水煎，加甜米酒、红糖调服。

主治： 跌打损伤。

方 二

配方： 干茜草根1克。

用法： 取上药，包入纱布，加乳汁10毫升，浸泡数分钟，待液体成淡红色即可。用时滴入牙痛病人双眼的泪囊口处，每2分钟滴1次。

主治： 龋齿疼痛。

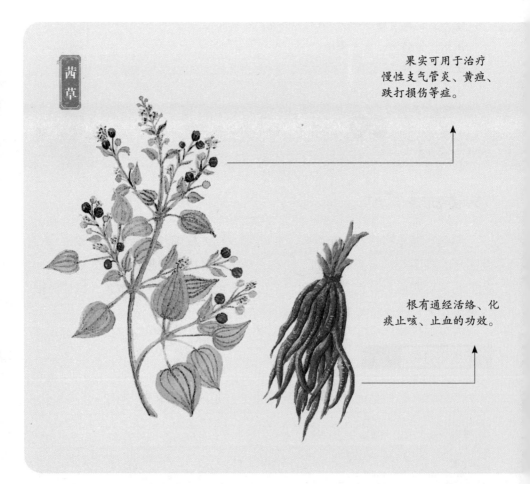

茜草

果实可用于治疗慢性支气管炎、黄疸、跌打损伤等症。

根有通经活络、化痰止咳、止血的功效。

中医百草良方

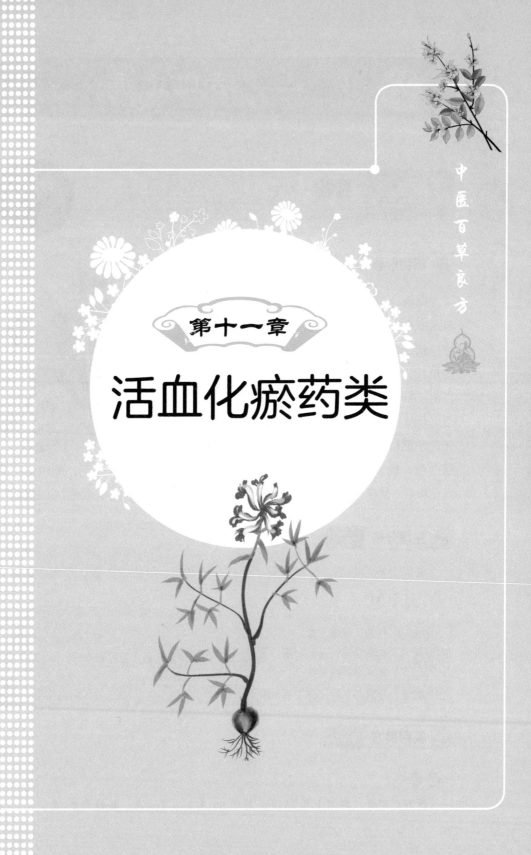

第十一章

活血化瘀药类

一　活血止痛

郁金　别名　马莲

 植物形态 ...

　　郁金为姜科植物温郁金、姜黄、广西莪术或蓬莪术的干燥块根。温郁金的块根纺锤状，断面白色。主根茎陀罗状，侧根茎指状，肉质，断面柠檬黄色，皮层有时白色。叶片宽椭圆形，无毛，先端渐尖或短尾状渐尖，基部楔形，下延至叶柄。穗状花序圆柱状，蔷薇红色，腋内无花；花冠白色，膜质，长椭圆形，先端略成兜状，近顶端处具粗糙毛；侧生退化雄蕊花瓣状，黄色；唇瓣倒卵形，外折，黄色，子房下位，密被长柔毛，花柱细长。

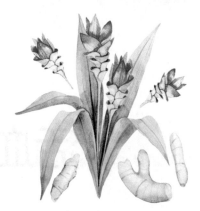

生境分布 ...

　　温郁金多为栽培，生长于林下，分布于四川、浙江、广西、广东、福建、云南、江西等地。

性味	性寒，味辛、苦。
功效	行气活血，清心解郁，凉血止血，肝胆退黄。用于治疗冠心病，心绞痛，气郁胸腹胀痛等症。
使用禁忌	不宜与丁香、母丁香同服。

实用良方 ...

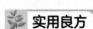
方 一

　　配方：郁金、延胡索各 15 克，葛根 50 克，川芎 6 克，栝楼壳 20 克。

用法： 每日 1 剂，水煎，分 2 次服。

主治： 冠心病，心绞痛。

 方 二

配方： 郁金、柴胡、陈皮各 10 克，香附 15 克。

用法： 水煎服，每日 1 剂。

主治： 气郁胸腹胀痛。

 方 三

配方： 郁金、黄芩、苦丁茶、红花各 15 克，桃仁 10 克，生地、川芎、玄参各 25 克。

用法： 水煎服，每日 1 剂。

主治： 心绞痛。

毛冬青

别名 毛披树、六月霜、细叶冬青

 植物形态

毛冬青为冬青科植物，根及叶可入药。根粗壮，淡黄色。小枝近四棱形，密被粗毛，梢呈"之"字形曲折。单叶互生，柄短，叶片膜质或纸质，椭圆形或卵状长椭圆形，先端渐尖，全缘或具稀疏小尖齿，上面绿色，下面淡绿色，中脉被短柔毛。花淡紫或白色，雌雄异株，花序簇生。核果浆果状，球形，熟时红色。

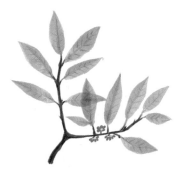

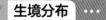 **生境分布**

毛冬青多长生于丘陵、灌木丛中，分布于我国南方各地。

性味	性寒，味辛、苦。
功效	清热解毒，祛痰止咳。用于治疗风热感冒，肺炎，扁桃体炎，咽喉炎，痢疾，丹毒，烫伤，冠心病等症。
使用禁忌	胃溃疡患者、痔疮患者及孕妇忌服。

实用良方 ....

 方一

配方：毛冬青根 15 克。

用法：水煎，冲白糖，冷却服下。

主治：喉痛，肺热喘咳。

方二

配方：毛冬青 100 克。

用法：水煎 2 次，分 3 次服。

主治：冠心病，心绞痛，急性心肌梗死。

川芎 别名 抚芎、西芎

植物形态 ....

　　川芎为伞形科植物川芎的干燥根茎。根茎发达，形成不规则的结节状拳形团块，黄棕色，有浓烈香气。茎直立，圆柱形，中空，表面有纵沟纹，下部茎节膨大成盘状。叶互生，茎下部叶三至四回三出式羽状全裂，末回裂片线状披针形或长卵形，先端尖，两面无毛或仅叶脉有短柔毛；叶柄基部扩大成鞘。花排成复伞形花序生于枝顶或枝侧，白色。幼果椭圆形，扁平。

生境分布 ....

　　川芎多为人工栽培，生长于排水良好、肥沃、微酸性的砂质土壤中，分布于四川、云南、湖南、湖北、贵州、甘肃、陕西等地。

性味	性温，味辛。
功效	活血行气，祛风止痛。用于治疗风冷头痛，眩晕，疮疥，中风半身不遂，胁痛腹疼，寒痹筋挛，经闭，产后瘀阻腹痛等症。
使用禁忌	气血亏虚者、阴虚火旺者忌服。

实用良方 ····

━ 方 一 ━

配方： 川芎、蔓荆子、荆芥穗、白芷各10克，细辛3克。

用法： 水煎服，每日1剂。

主治： 偏头痛。

━ 方 二 ━

配方： 川芎、白芷、羌活、防风各10克，细辛3克。

用法： 水煎服，每日1剂。

主治： 风寒感冒头痛。

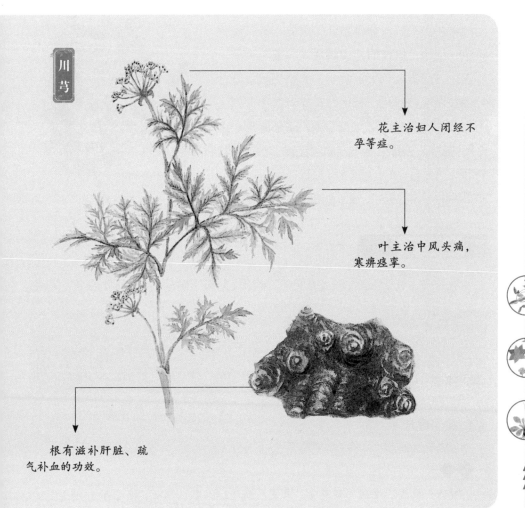

川芎

花主治妇人闭经不孕等症。

叶主治中风头痛，寒痹痉挛。

根有滋补肝脏、疏气补血的功效。

方三

配方：川芎、白芍、熟地黄、当归各10克。

用法：水煎服，每日1剂。

主治：血虚月经不调。

乳香

别名 滴乳香、马思荅吉

 植物形态 ····

　　乳香为橄榄科植物，树干皮部伤口渗出的油胶树脂可入药。树干粗壮，树皮光滑，淡棕黄色，纸状，粗枝的树皮鳞片状，逐渐剥落。叶互生，密集或于上部疏生，单数羽状复叶，叶柄被白毛；对生，无柄，基部者最小，向上渐大，小叶片长卵形，先端钝，基部圆形、近心形或截形，边缘有不规则的圆齿裂，或近全缘，两面均被白毛，或上面无毛。总状花序，淡黄色。核果倒卵形，有三棱，钝头，果皮肉质，肥厚。

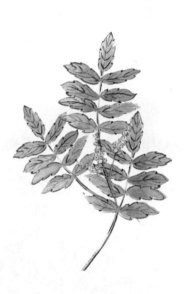

生境分布 ····

　　乳香多生长于温暖、阳光充足的环境下，分布于索马里、南阿拉伯半岛等地。

性味	性温，味辛、苦。
功效	活血止痛，消肿生肌。用于治疗气血凝滞，心腹疼痛，跌打损伤，痛经等症。
使用禁忌	脾胃虚弱者及孕妇忌服。

实用良方 ····

方一

配方：乳香、没药、好龙骨、象皮、血竭、人参、三七、降香各15克。

用法： 研为末，温酒调服。

主治： 刀伤收口。

配方： 制乳香、川牛膝、制没药、生甘草、全蝎、僵蚕各18克，制马钱子150克，麻黄、苍术各15克。

用法： 共为末，每日1次，每次1克。

主治： 风寒湿痹，全身关节拘急疼痛。

没药 别名 末药

🌿 植物形态 ···

没药为橄榄科植物没药树及同属他种植物的树干皮部渗出的油胶树脂。没药树的树干粗大，具多数不规则尖刻状的粗枝；树皮薄，光滑，小片状剥落，淡橙棕色，后变灰色。叶散生或丛生，单叶或三出复叶；小叶倒长卵形或倒披针形，全缘或末端稍具锯齿。花小，丛生于短枝上。萼杯状，上具4钝齿。花冠白色，长圆形或线状长圆形，直立。核果卵形，尖头，光滑，棕色，外果皮革质或肉质。种子1~3颗，但仅1颗成熟，其余均萎缩。

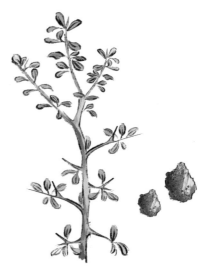

🌱 生境分布 ···

没药多生长于干燥的环境中，分布于埃塞俄比亚、索马里等地。

性味	性平，味苦、辛。
功效	活血止痛，消肿生肌。用于治疗跌打损伤，筋骨疼痛等症。
使用禁忌	脾胃虚弱者及孕妇忌服。

实用良方 ····

方一

配方：没药、桃仁、乳香、白芷各15克，红花、血竭各10克，大黄50克。

用法：共为粉，加少量面粉，温开水调敷患处，每日1次。

主治：急性扭挫伤。

方二

配方：没药、乳香、千年健各6克，制苍术15克，黄柏12克，鸡血藤9克。

用法：水煎服。

主治：膝胫剧痛，昼轻夜重，局部发热。

方三

配方：没药50克，虎杖120克，凌霄花60克。

用法：将药捣细为散，以热酒调下，每次10克。

主治：妇人腹胁妨闷，背膊酸疼。

延胡索

 别名 玄胡索、元胡索、元胡

  植物形态 ····

延胡索为罂粟科植物延胡索的干燥块茎。地下茎上有时生小球状块茎。地上茎纤细，稍肉质，易折断。基生叶与茎生叶同形，有柄；茎生叶互生，全缘，边缘幼时带微红色。总状花絮顶生或与叶对生；花红紫色。蒴果线形。

 生境分布 ····

延胡索多为栽培，生长于山地林下，分布于山东、江苏、河北、浙江等地。

性味	性温，味辛、苦。
功效	活血散瘀，行气止痛。用于治疗胃及十二指肠溃疡，慢性盆腔炎等症。
使用禁忌	气血亏虚者及孕妇忌服。

方 一

配方：延胡索 9 克，甘草、海螵蛸各 15 克，白术、党参各 10 克，白芍 12 克。

用法：水煎服，每日 1 剂。

主治：胃及十二指肠溃疡。

方 二

配方：延胡索 10 克，百合 30 克，乌药 9 克。

用法：水煎服，每日 1 剂。

主治：胃脘痛。

方 三

配方：延胡索 15 克，大血藤、败酱、蒲公英各 30 克，三棱、莪术各 10 克。

用法：浓煎取汁，保留灌肠。

主治：慢性盆腔炎。

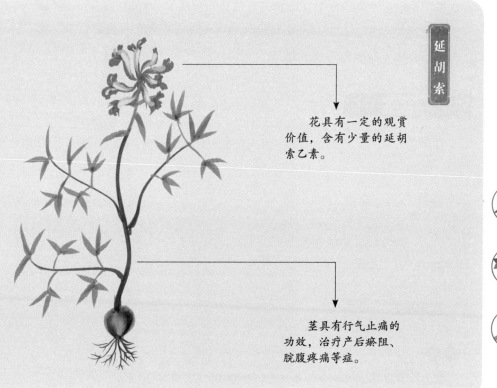

延胡索

花具有一定的观赏价值，含有少量的延胡索乙素。

茎具有行气止痛的功效，治疗产后瘀阻、脘腹疼痛等症。

第十一章 活血化瘀药类

二 活血调经

月季花

别名 四季花、月月红、月贵花

植物形态

月季花为蔷薇科植物月季的干燥花，根、叶也可入药。枝有钩刺。单数羽状复叶互生，小叶阔卵形至卵状长椭圆形，正面深绿色而光滑，边缘有尖锯齿。花红色或玫瑰色，通常数朵簇生，重瓣，花瓣呈覆瓦状排列，月月开花。果实卵形或陀螺形。花半开放时采集，晾干或微火烘干；根、叶临时采集，鲜用。

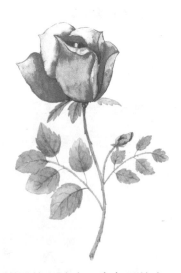

生境分布

月季多为栽培，生长于温暖、阳光充足、空气流通的环境中，分布于甘肃、四川、湖北等地。

性味	性温，味甘。
功效	活血调经，疏肝解郁，散毒消肿。用于治疗跌打扭伤，经闭，遗精，月经不调，咯血，烧烫伤等症。
使用禁忌	脾胃虚弱者及孕妇忌服。

实用良方

配方： 月季花、醋炒香附各9克，牛膝10克，丹参30克。

用法： 水煎，分3次服。

中医百草良方

主治：月经后期量少。

 方 二

配方：鲜月季花 20 克。

用法：沸水冲泡，分次服之。每日 1 剂，连服 5 日。

主治：月经不调。

 方 三

配方：月季花 50 克。

用法：烘干，研细末，每服 3 克，适量热米酒冲服。

主治：跌打损伤，筋骨疼痛。

泽兰　别名　甘露子、地瓜儿苗、方梗草

植物形态

　　泽兰为唇形科植物毛叶地瓜儿苗的干燥地上部分。地下根茎横走，肉质，白色，节上长须根。茎方形，中空，节上有毛丛。叶对生，披针形，先端渐尖，边缘有粗锐齿，下面密生腺点。花腋生成轮，每轮 6 至数十朵，白色。小坚果扁平，暗褐色。夏、秋采全草，晒干；秋、冬采根茎（地笋）鲜用或晒干。

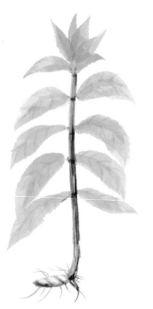

生境分布

　　泽兰多为栽培，生长于山野低洼地、溪边草丛中，分布于我国南、北各地。

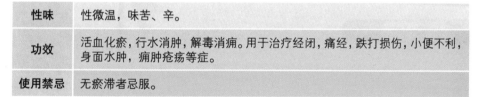

性味	性微温，味苦、辛。
功效	活血化瘀，行水消肿，解毒消痈。用于治疗经闭，痛经，跌打损伤，小便不利，身面水肿，痈肿疮疡等症。
使用禁忌	无瘀滞者忌服。

实用良方 ••••

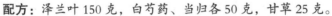

方 一

配方：泽兰叶 150 克，白芍药、当归各 50 克，甘草 25 克。

用法：研为粗末，水煎 25 克，滤渣。

主治：手足疼痛。

方 二

配方：泽兰 10 克，丹参 12 克，香附 9 克。

用法：水煎服，每日 1 剂。

主治：痛经。

方 三

配方：泽兰、桃仁各 10 克，当归 12 克。

用法：水煎，温酒送服。

主治：跌打损伤。

急性子 别名 凤仙子

 植物形态 ••••

　　急性子为凤仙花科植物凤仙花的干燥
成熟种子。茎直立，近肉质，光滑无毛。
叶互生，单叶。花通常粉红色、红色、紫色、
白色、紫红色或杂色。果实椭圆形或纺锤
形，密生柔毛，成熟时开裂，将种子弹出。
种子椭圆形、扁圆形或卵圆形，表面棕褐
色或灰褐色。

 生境分布 ••••

　　凤仙花多为栽培，生长于温暖、阳光充足的环境中，分布于全国各地。

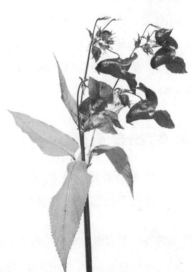

中医百草良方

性味	性温，味辛、苦。
功效	化瘀降气，软坚散结。用于治疗跌打损伤，经闭腹痛，痈疽肿毒，丹毒，毒蛇咬伤，食道癌等症。
使用禁忌	孕妇忌服。

 实用良方 ‧‧‧‧

——方一——

配方：鲜急性子、鲜酢浆草各 30 克，鲜桃树根皮 25 克，鲜韭菜根 20 克。

用法：共捣烂，酒调敷患处，每日换药 1 次。

主治：跌打扭伤。

——方二——

配方：急性子 10 克，鸡血藤 15 克，防风、苍术、黄柏各 9 克，牛膝 12 克。

用法：水煎服，每日 1 剂。

主治：风湿关节痛。

——方三——

配方：急性子 6 克。

用法：水煎服，每日 1 剂。

主治：经闭腹痛。

红花 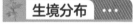 **别名** 草红花、刺红花、红蓝花

 植物形态 ‧‧‧‧

　　红花为菊科植物红花的干燥花。茎直立，基部木质化，上部多分枝。叶互生，质硬，近于无柄而抱茎，卵形或卵状披针形，基部渐狭，先端尖锐，边缘具刺齿；上部叶逐渐变小，成苞片状，围绕头状花序。瘦果椭圆形或倒卵形，基部稍歪斜，白色。

 生境分布 ‧‧‧‧

　　红花多为栽培，生长于温暖、干燥的环境中，分布于四川、河南、云南、

浙江、东北等地。

性味	性温，味辛。
功效	活血通经，祛瘀止痛。用于治疗闭经，痛经，癥瘕积聚，跌扑损伤，死胎，中耳炎，心绞痛，关节痛等症。
使用禁忌	孕妇忌服。

实用良方 ....

—方 一—

配方：红花、桃仁、当归、白勺各10克，熟地黄12克。
用法：水煎服。
主治：痛经，闭经。

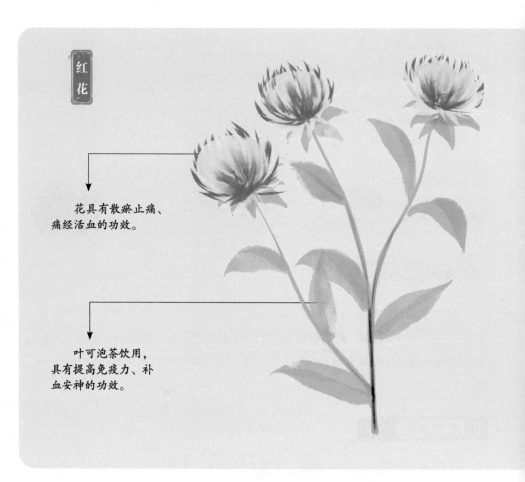

红花

花具有散瘀止痛、痛经活血的功效。

叶可泡茶饮用，具有提高免疫力、补血安神的功效。

配方：红花、当归、川芎、桃仁各 10 克。

用法：水煎服，每日 1 剂。

主治：腹中包块。

配方：红花 9 克。

用法：沸水冲泡后饮用，每日 1 剂。

主治：扁平疣。

王不留行

别名 王不留、奶米、麦蓝子、王牡牛、大麦牛

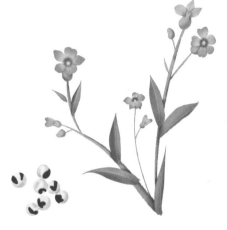

植物形态

王不留行为石竹科植物麦蓝菜的干燥成熟种子。茎直立，圆柱形，节处略膨大，上部呈二叉状分枝。叶对生，无柄，卵状披针形或线状披针形，先端渐尖，基部圆形或近心脏形，全缘。顶端聚伞花序疏生。蒴果广卵形，包在萼筒内。割取全草，晒干，使果实自然开裂，然后打下种子，除去杂质，晒干。

生境分布

麦蓝菜多生长于田野间或丘陵地，分布于山东、辽宁、河北、湖北、黑龙江、湖南等地。

性味	性平，味苦。
功效	活血通经，下乳消痈，利水通淋。用于治疗血瘀经闭，乳汁不通，乳痈初起等症。
使用禁忌	孕妇忌服。

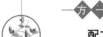

 方 一

配方： 王不留行 25 克，蒲公英 50 克。

用法： 水煎服，每日 1 剂。

主治： 急性乳腺炎。

方 二

配方： 王不留行 5 克，千斤拔 30 克。

用法： 水煎服，每日 1 剂。

主治： 产妇乳汁稀少。

方 三

配方： 王不留行、桃金娘根、益母草各 15 克，两面针根 6 克。

用法： 水煎服，每日 1 剂。

主治： 跌打瘀积。

益母草 别名 苦低草、野天麻、貔貅母草

 植物形态 ····

　　益母草为唇形科植物益母草的新鲜或干燥地上部分。茎直立，四棱形，有细毛。根出叶有长柄，叶片近圆形，最上部叶狭长不分裂。花簇生于叶腋，层层排列，淡红色或紫红色。小坚果褐色，三棱形（茺蔚子）。冬春采幼苗，多鲜用，称童子益母草。

生境分布 ····

　　益母草多为栽培，生长于田埂、溪边或山野、荒地，分布于我国各地。

性味	性微寒，味辛、苦。
功效	活血调经，利尿消肿，清热解毒。用于治疗血滞经闭，痛经，月经不调，产后恶露不下，跌打损伤，水肿，小便不利，痈肿疮疡等症。
使用禁忌	孕妇忌服。

实用良方 ....

 方 一

配方： 益母草 15 克，延胡索 8 克。

用法： 水煎服。

主治： 痛经。

方 二

配方： 益母草 15 ~ 20 克。

用法： 取上药，水煎。每天 1 剂，连服 1 周。

主治： 月经不调，产后子宫出血等症。

方 三

配方： 益母草 15 克，红糖 30 克。

用法： 水煎服。每天 1 剂，连服 2 ~ 4 剂。

主治： 闭经。

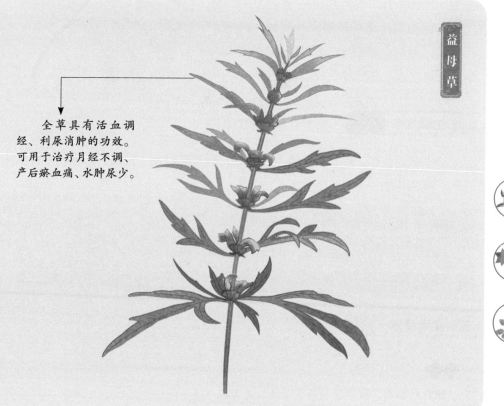

全草具有活血调
经、利尿消肿的功效。
可用于治疗月经不调、
产后瘀血痛、水肿尿少。

益母草

三　活血疗伤药

苏木　 别名　苏方木

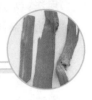

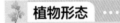 **植物形态**

苏木为豆科植物苏木的干燥心材。常绿小乔木。树干有小刺，小枝灰绿色，具圆形凸出的皮孔，新枝被微柔毛，其后脱落。叶为2回双数羽状复叶。花黄色，圆锥花序，顶生，宽大多花，与叶等长，被短柔毛，上部长方倒卵形。荚果长圆形，偏斜，扁平，厚革质，无刺，无刚毛，顶端一侧有尖喙，成熟后暗红色，具短茸毛，不开裂。

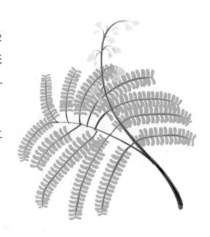

生境分布

苏木多为栽培，生长于丘陵与低山处，分布于贵州、云南、广西、广东、四川、福建等地。

性味	性平，味甘、咸。
功效	活血祛瘀，消肿止痛。用于治疗跌打损伤，瘀肿疼痛，月经不调等症。
使用禁忌	孕妇忌服。

实用良方

方一

配方：苏木、红花、黄芩各4克，天花粉3克。

用法：水煎服，每日1剂。

主治：咳嗽气急。

配方：苏木30克。

用法：焙干，研末，涂患处。

主治：外伤出血。

配方：苏木5克，赤芍、牛膝、桃仁、归尾各9克，生地12克，琥珀2克，川芎、五灵脂、红花、香附各6克。

用法：共为细末，制丸，每次5克，每日服3次。

主治：行经腹痛。

刘寄奴

别名 鸭脚菜、白花蒿、四季菜

植物形态

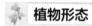

刘寄奴为菊科植物奇蒿的全草。茎直立，嫩时有稀疏柔毛，后脱落无毛。叶互生，基生叶，叶片羽状分裂，裂片卵形、长卵形或椭圆形，边缘有锯齿，两面均无毛；茎生叶，叶片通常掌状3深裂。花白色，组成头状花序长圆形，无梗，基部无小苞片，排成圆锥花序式生于枝顶，或在分枝上排成复穗状花序；总苞片半膜质或膜质，背面无毛，管状。果实倒卵形，细小，顶端无冠毛，揉碎有香气。

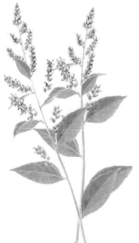

生境分布

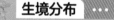

刘寄奴多生长于山坡及树林下，分布于江西、江苏、湖南、浙江、云南、湖北、贵州、福建、四川等地。

性味	性温，味苦。
功效	破血通经，疗伤止痛，止血。用于治疗行经腹痛，创伤出血等症。
使用禁忌	气血亏虚、脾胃虚弱者忌服。

 实用良方 ....

方一

配方：刘寄奴9克，延胡索、骨碎补各6克。

用法：水煎服，每日1剂。

主治：腹痛，跌打损伤。

方二

配方：刘寄奴、菊三七各50克。

用法：研细粉，敷患处。

主治：外伤出血。

方三

配方：刘寄奴100克。

用法：洗净，晾干，捣烂敷患处。

主治：烫烧伤。

积雪草 别名 铜钱草、雷公根、地钱草

 植物形态 ....

积雪草为伞形科植物积雪草的干燥全草。茎细长，伏地延伸，节上生根。叶有长柄，肾圆形，边有钝齿，叶柄处有一缺口，故有破铜草等名。花淡红紫色，数朵叶腋间。果小，扁圆形。

 生境分布 ....

积雪草多生长于湿润的环境中，分布于安徽、江苏、江西、福建、中国台湾、湖南、广东等地。

性味	性寒，味苦、辛。
功效	活血消肿止痛，清热利湿，解毒。用于治疗腹痛吐泻，跌打损伤等症。
使用禁忌	寒性体质者忌服。

 实用良方 ····

— 方 一 —

配方：积雪草 100 克。

用法：洗净，晾干，捣烂，米泔水冲服。

主治：腹痛吐泻。

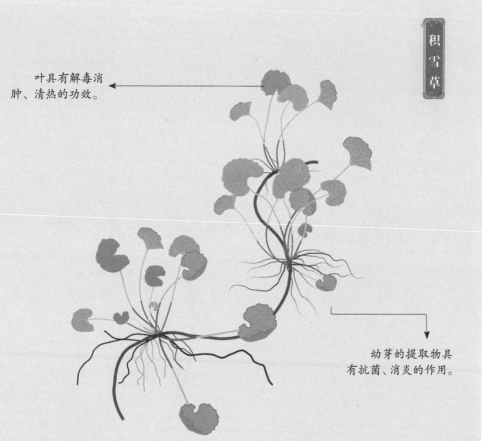

叶具有解毒消
肿、清热的功效。

积雪草

幼芽的提取物具
有抗菌、消炎的作用。

方二

配方：鲜积雪草 180 克，酒 50 克。

用法：取鲜积雪草洗净，捣汁，酒送服。

主治：跌打损伤。

方三

配方：鲜积雪草、鲜满天星各 30 克，栀子 1 个。

用法：水煎去渣，用消毒棉签蘸洗口腔。

主治：鹅口疮。

方四

配方：积雪草、玉米须各 30 克，冬葵子 10 克，土牛膝 9 克。

用法：水煎，分 2 次服，每日 1 剂。

主治：泌尿系结石。

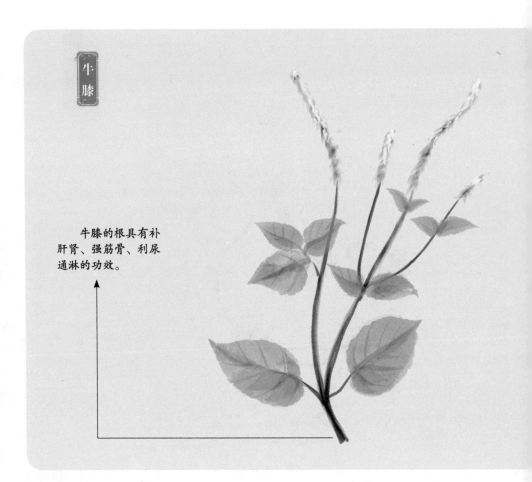

牛膝

牛膝的根具有补肝肾、强筋骨、利尿通淋的功效。

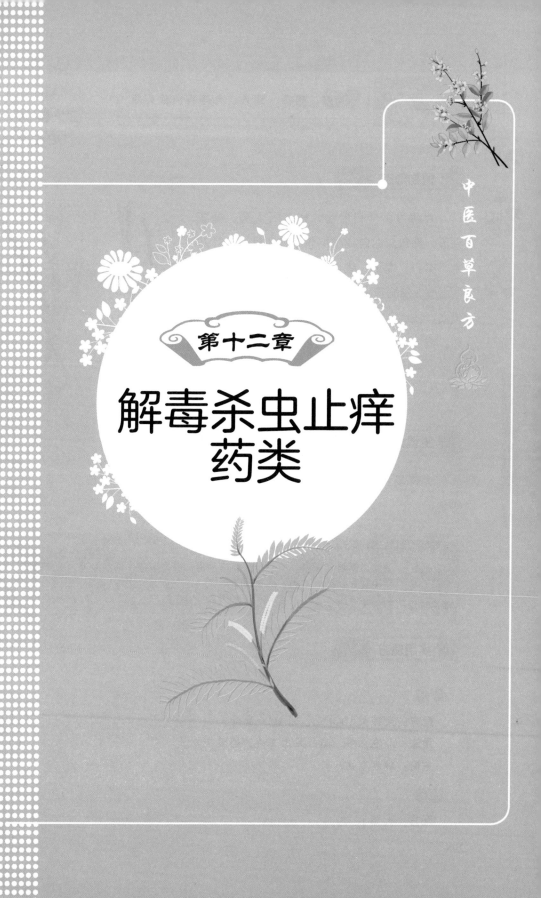

第十二章

解毒杀虫止痒药类

大蒜 别名 胡蒜、蒜头、大蒜头、独头蒜

植物形态 ....

　　大蒜为百合科植物，鳞茎可入药。鳞茎大形，外包灰白色或淡棕色干膜质鳞被。叶基生，实心，扁平，线状披针形，基部鞘状。花茎直立，佛焰苞有长喙；伞形花序，小而稠密，膜质，浅绿色；花小形，花间多杂以淡红色珠芽，或完全无珠芽；花柄细，长于花；花被粉红色，椭圆状披针形。蒴果，一室开裂。种子黑色。

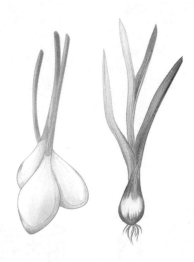

生境分布 ....

　　大蒜多生长于阳光充足的环境及砂质土壤中，分布于山东、河南、江苏等地。

性味	性温，味辛。
功效	消肿，解毒，杀虫。用于治疗痈疽肿毒，白秃癣疮，痢疾泄泻，肺痨顿咳，蛔虫蛲虫，水肿胀满，饮食积滞等症。
使用禁忌	阴虚火旺者忌服。

实用良方 ....

 方一

配方： 大蒜头 1000 克，醋 1000 毫升。

用法： 浸泡 2 年，痛时每次 3 枚，连服 7 日。

主治： 脘腹冷痛。

 方二

配方： 大蒜 10 克。

用法：捣烂敷患处。

主治：毒虫咬伤肿痒。

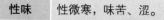

配方：大蒜 5 克。

用法：捣烂取汁，加 10 倍水，滴鼻。

主治：预防流行性感冒。

儿茶

别名 乌爹泥、乌垒泥、孩儿茶

植物形态

儿茶为豆科植物儿茶树的干枝煎汁浓缩制成的干燥浸膏。外皮为棕褐色或黑褐色，光滑而稍有光泽，质硬，易碎，断面不整齐，内面棕红色，有细孔，遇潮有黏性。无臭，味涩、苦，略甜。以表面黑色、略带红色、有光泽、在火上烧之发泡、有香味者为佳。

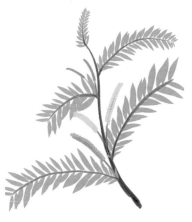

生境分布

儿茶树多为栽培，生长于温暖的环境中，分布于云南、广西等地。

性味	性微寒，味苦、涩。
功效	收湿敛疮，生肌止血，清热化痰。用于治疗湿疮，溃疡，肺热咳喘等症。
使用禁忌	寒湿证者忌服。

实用良方

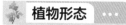

配方：儿茶 30 克。

用法：碾成粉末，撒于炎症溃疡面，每天 1 次。

主治：宫颈炎。

配方：儿茶 37.5 克，明矾 30 克。

用法：研末，口服 0.5 克，每日 3 次（大咯血者不宜用）。

主治：肺结核。

配方：儿茶 50 克。

用法：捣碎，放入 500 毫升冷开水中搅拌，过滤，沉淀后口服，每次 20 毫升，每日 3 次，连服 7 日。

主治：霉菌性肠炎。

樟脑

别名 脑子、朝脑、韶脑

 植物形态

　　樟脑为樟科植物樟的根、干、枝、叶经蒸馏精制而成的颗粒状物。樟的树皮呈灰褐色或黄褐色，纵裂；小枝淡褐色，光滑；枝和叶均有樟脑味。叶互生，革质，卵状椭圆形至卵形，先端渐尖，基部宽阔楔形，全缘或呈波状，上面深绿色有光泽，下面灰绿色或粉白色，无毛，幼叶淡红色，脉在基部以上 3 出，脉腋内有隆起的腺体。圆锥状花序腋生；花小，绿白色或淡黄色；花椭圆形，内面密生细柔毛；子房卵形，光滑无毛，花柱短，头状。核果球形，基部为宿存，扩大的花被管所包围。

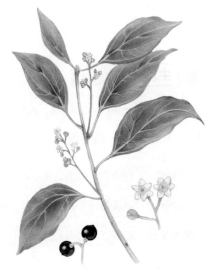

中医百草良方

生境分布

樟多为栽培，生长于山坡、沟谷及低山平原上，分布于贵州、广西、浙江、云南、福建、江苏、安徽等地。

性味	性热，味辛。
功效	除湿杀虫，温散止痛，开窍辟秽。用于治疗疥癣，牙痛，跌打伤痛等症。
使用禁忌	气血亏虚者及孕妇忌服。

实用良方

方一

配方：冰片、樟脑各3克。

用法：共研为末，卷入纸内，点燃后用鼻吸其烟雾。

主治：头痛。

方二

配方：木槿皮30克，斑蝥6克，烧酒90克，硫黄、樟脑各5克。

用法：木槿皮、斑蝥入烧酒浸1周滤过，再加硫黄、樟脑，混合外擦。

主治：顽癣，牛皮癣。

蓖麻子

别名 大麻子、千斤吊、草麻

植物形态

蓖麻为大戟科植物，叶、种子、根可入药。茎直立，中空，绿色或紫色，表面有白粉。单叶互生，边缘有不规则锯齿。花单性，红色。蒴果球形，有刺，成熟时开裂。种子扁广卵形，平滑，有光泽，有淡红棕色的斑纹。

生境分布

蓖麻多为栽培，生长于村边、路旁，我国各地均有分布。

性味	性平，味甘、辛。
功效	消肿拔毒，泻下导滞。用于治疗风湿关节痛，疥癣瘙痒，鸡眼，癫痫等症。
使用禁忌	孕妇忌服。

 实用良方 ····

方 一

配方： 蓖麻根 120 克。

用法： 切碎水煎，每日 1 剂，连服 10 日。

主治： 慢性支气管炎。

方 二

配方： 鲜蓖麻叶、鲜一点红、鲜酢浆草、鲜地胆草各 30 克，黄糖 5 克。

用法： 捣烂敷患处。

主治： 疖肿，无名肿毒。

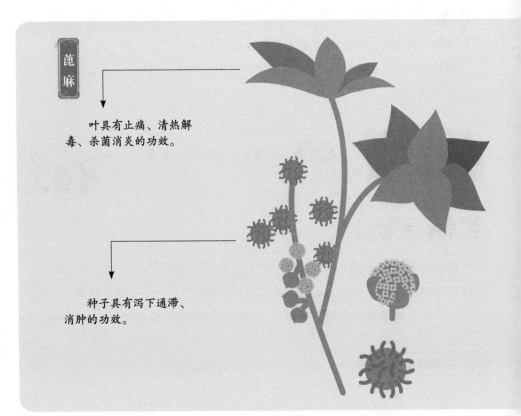

蓖麻

叶具有止痛、清热解毒、杀菌消炎的功效。

种子具有泻下通滞、消肿的功效。

大风子

植物形态

大风子为大风子科植物，种子可入药。单叶互生；革质；叶片线状披针形，先端尖，基部钝圆形，全缘，上面暗绿色，下面黄绿色。花杂性或单性；花梗被短柔毛；雄花萼片，卵形，基部稍联合，两面被长柔毛；花瓣，卵形，红色或粉红色。浆果球形，果皮坚硬。种子略呈多角体，外种皮角质；胚乳丰富。

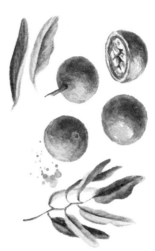

生境分布

大风子多为栽培，多生长于土层深厚、肥沃的壤土中，分布于中国台湾、云南、广西等地。

性味	性热，味辛。
功效	祛风燥湿，攻毒杀虫。用于治疗疥癣，麻风，杨梅疮等症。
使用禁忌	阴虚血热者忌服。

实用良方

配方：大风子、核桃仁、桃仁、木鳖子、水银各9克，蓖麻子15克（取仁），硇砂3克。

用法：共捣如泥，用纱布包好搽患处，每日5次。

主治：酒渣鼻。

配方：大风子仁、大麻子仁、木鳖子仁、樟脑各6克，核桃仁、水银各9克。

用法：四仁去内皮共捣为泥，再加入樟脑、水银，共研至水银混匀为止，涂患处。每日3次。

主治：酒渣鼻。

无患子

别名 肥珠子、油珠子

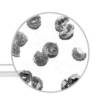

植物形态 ....

无患子为无患子科植物，根与果可入药。枝开展，小枝无毛，密生多数皮孔；冬芽腋生，外有鳞片，稍有细毛。通常为双数羽状复叶，互生；无托叶；有柄；小叶广披针形或椭圆形，先端长尖，全缘，基部阔楔形或斜圆形，左右不等，革质，无毛，或下面主脉上有微毛；小叶柄极短。圆锥花序，顶生及侧生；花杂性，淡黄褐色细毛，花冠淡绿色。核果球形，熟时黄色或棕黄色。种子球形，黑色。

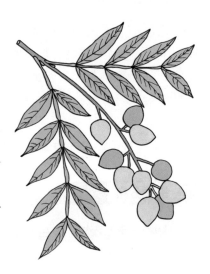

生境分布 ....

无患子多为栽培，生长于庭院、村边，分布于浙江金华、兰溪等地。

性味	性温，味辛。
功效	发表散寒，活血通经，解毒杀虫。用于治疗痢疾，白喉，哮喘，白带，跌打损伤，蛇咬伤等症。
使用禁忌	脾胃虚弱者及孕妇忌服。

实用良方 ....

配方：无患子（去核）1个。

用法：研烂，开水冲服。

主治：风痰。

配方：无患子核外肉5克。

中医百草良方

用法：捣汁和白汤服。

主治：喉痹。

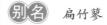

配方：无患果（去核）100克，蜜糖200克。

用法：浸15日后用。每日3次，每次含咽半个。

主治：喉毒肿痛。

竹节蓼 别名 扁竹蓼

🌿 植物形态 ....

竹节蓼为蓼科植物竹节蓼的全草。茎基部圆柱形，木质化，上部枝扁平，呈带状，深绿色，具光泽，有显著的细线条，节处略收缩，托叶鞘退化成线状，分枝基部较窄，先端锐尖。叶多生于新枝上，互生，菱状卵形，先端渐尖，基部楔形，全缘或在近基部有一对锯齿，羽状网脉，无柄。花小，两性，具纤细柄；苞片膜质，淡黄棕色。瘦果三角形，包于红色内质的花被内。

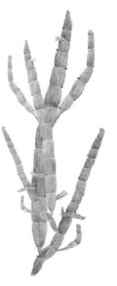

🌱 生境分布 ....

竹节蓼多为栽培，生长于湿润、温暖及通风的环境中，分布于广东、广西、福建等地。

性味	性平，味甘、淡。
功效	行血祛瘀，消肿止痛。用于治疗痈疮肿毒，跌打损伤，毒蛇及蜈蚣咬伤等症。
使用禁忌	用药要适量，不可多服。

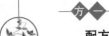**实用良方** ...

配方： 鲜竹节蓼 100 克，酒 350 毫升。

用法： 煎服，并以渣敷患处。

主治： 跌打损伤。

配方： 竹节蓼、红乌柏木、咸苏木、假紫苏各 100 克，千斤拔 50 克，酒 30 毫升，醋 10 毫升。

用法： 以上 5 味捣烂，1/3 冲酒服，2/3 浸醋外涂伤口。

主治： 毒蛇咬伤。

—方 三—

配方： 竹节蓼 50 克。

用法： 捣烂，擦伤口周围。

主治： 蜈蚣咬伤。

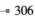